W0206956

QIN Youpeng

LE THÉ ET LA SANTÉ

茶與健康

Éditions Quimétao
57, avenue du Maine
75014 Paris

Illustration : ZHANG Lei
Calligraphie : Weijun
Mise en Page : JIAN Liuxin

Dépôt légal : Novembre 2002

Éditions Quimétao
57, avenue du Maine
75014 PARIS

ISBN : 2-911858-14-X

NOTE DE L'ÉDITEUR

Qin Youpeng, l'auteur, né en 1956 dans la province du Guangdong en Chine, a été diplômé de l'Institut des Langues étrangères de Guangzhou en 1978 après trois années d'études en langue et littérature françaises. En tant que fonctionnaire du Bureau des affaires étrangères du Guangdong, il a fait un an d'études en France (septembre 1988 - juillet 1989) à l'Institut international de l'administration publique. Deux ans après son retour en Chine, il fut élu vice-maire de la municipalité de Huiyang et assuma cette fonction jusqu'au début de 1995.

Passionné pour le thé, il consacra une grande partie de son temps libre à l'étude de l'histoire du thé et de son rapport avec la santé. Il est également l'auteur de «Réflexion au bord de la Baie Daya», «Histoire de l'éducation de Huiyang» et du «Guide des investissements à Huiyang».

Nous sommes heureux de vous présenter la nouvelle édition de cet ouvrage auquel nous avons apporté quelques modifications afin d'en rendre le texte et la présentation plus attrayants. Nous espérons que, tout comme la précédente édition, ce livre vous apportera des enseignements et des précisions sur ce précieux breuvage qui, depuis des millénaires, rythme la vie et la culture en Chine.

NOTE DE L'AUTEUR

Je tiens à remercier le Fonds de la province du Guangdong pour les Echanges culturels avec les pays étrangers ainsi que Hong Kong et Macao sans l'aide desquels la réalisation de cet ouvrage eut été impossible.

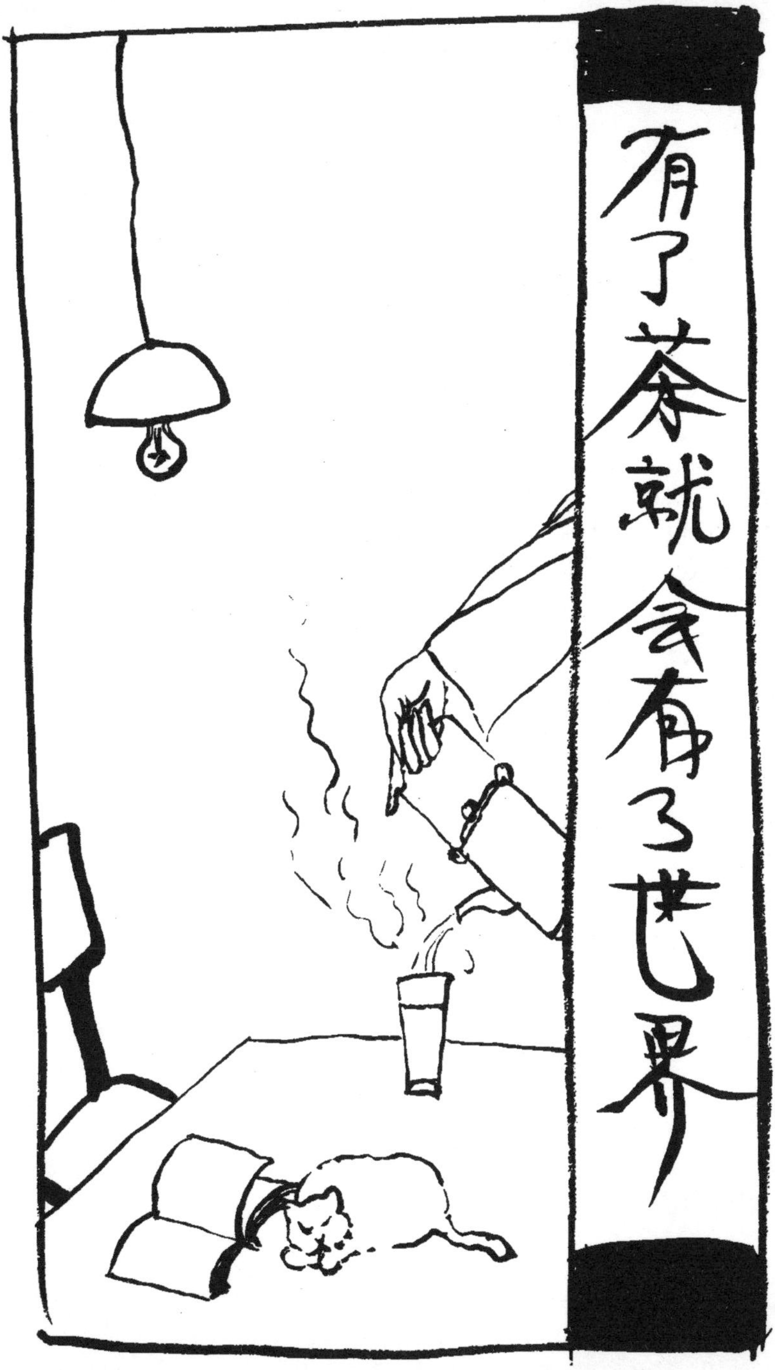

Le thé vous ouvre le monde

INTRODUCTION

Le thé, boisson quotidienne des Chinois, est apprécié dans le monde entier. Actuellement, avec le café et le cacao, il est l'une des trois boissons le plus consommées au monde. Ses bienfaits pour la santé de l'être humain sont de loin supérieurs à ceux d'autres boissons. C'est pourquoi de nombreux spécialistes du monde prédisent que le XXIe siècle sera celui du thé.

La botanique et la médecine chinoises font remonter l'usage du thé à des temps immémoriaux. Selon une légende, il y a environ cinq millénaires, Sheng-Nong, empereur légendaire de l'époque, goûtait toutes sortes de plantes pour découvrir celles dotées d'un effet médicinal. Il fut intoxiqué un jour et ne recouvra la vie que grâce au thé.

L'usage du thé comme plante médicinale fut mentionné pour la première fois dans les Herbes médicinales de Sheng-Nong, un des ouvrages classiques de la médecine traditionnelle chinoise, paru à l'époque des Han Orientaux (25-220) : «Le thé, au goût amer, réconforte l'esprit, chasse la passivité, rend le corps allègre et fait briller les yeux».

La première œuvre didactique chinoise sur le thé, intitulée Le Classique du thé fut rédigée à l'époque des Tang (618-907). Lu Yu (729-804), auteur de cet ouvrage, fit une description systématique et détaillée sur l'origine et l'utilité du thé, la répartition des régions productrices, la forme des feuilles théières ainsi que la façon de préparer et de boire le thé. Selon Le Classique du thé, inutile, les provinces productrices de thé étaient au nombre de 14.

Ce qui témoigne de la longue histoire du thé et de son usage en Chine. La consommation du thé commença au Japon au IXe siècle et se répandit en Europe au XVIIe siècle.

Pendant la longue histoire de la production du thé, la cueillette, la culture et la préparation, le peuple chinois a accumulé une riche expérience, donnant jour à de nouveaux procédés de préparation et permettant une amélioration des techniques. À l'origine, les feuilles fraîches étaient consommées directement pour leur efficacité médicale après avoir été cueillies. Plus tard, on but le thé après avoir cuit ses feuilles dans l'eau bouillante comme si on faisait une soupe. Les feuilles qu'on avait cueillies mais pas consommées sur le champ étaient séchées au soleil et conservées pour de futures consommations.

Sous la dynastie des Tang (618-907), certains procédés de préparation du thé qui se sont conservés jusqu'à nos jours furent améliorés de jour en jour, notamment celui de la fabrication du thé vert en crêpes à partir d'une cuisson à la vapeur. Les feuilles de thé cueillies, après avoir été cuites à la vapeur pour en enlever l'eau, amollir les tissus et pour détruire l'action de l'oxydase qui y est contenue, avec comme objectif de maintenir la couleur verte du thé, sont broyées, pressées en forme de crêpes et enfin séchées.

Sous les Song (960-1279), le thé détaché fit son apparition et devint de plus en plus important en quantité. Il s'agit d'un thé qui, après avoir été cuit à la vapeur, au lieu d'être broyé ou pressé, est séché directement. Les feuilles sont donc détachées les unes des autres, d'où le nom du thé détaché.

Pendant la dynastie des Yuan (1271-1368), le thé vert détaché connut un grand développement, alors que le thé pressé diminuait. On distinguait d'ailleurs le thé de bourgeons et le thé de feuilles.

Sous la dynastie des Mings (1368-1644), d'autres procédés de préparation furent mis en œuvre et le thé vert torréfié commença son apparition. Au lieu de mettre les feuilles de thé à la vapeur, le traitement à haute température se fit par torréfaction. Plus tard, au fur et à mesure que s'amélioraient les techniques de préparation, les thés se diversifièrent et le thé rouge, le thé jaune, le thé noir ainsi que le thé blanc apparurent les uns après les autres.

C'est sous les Qing (1644-1911) que le thé oolong vit le jour. Désormais, les six grandes catégories de thé (thé vert, thé noir, thé jaune, thé noir foncé, thé blanc et thé oolong) se présentent avec leurs particularités aux consommateurs.

Le thé est très bénéfique à la santé et prisé en Chine depuis fort longtemps, aussi bien par les personnalités les plus haut placées dans la société, par les hommes de lettres que par les gens du peuple. Su Dongpo, homme de lettres célèbre des Song du Nord (960-1127), proposait de prendre du thé à la place des médicaments quand on était malade. Il dit dans un de ses poèmes : «Inutile est la pilule d'immortalité de l'empereur des Wei, videz plutôt 7 tasses de thé de Lu Tong». Ce dernier était un lettré de la dynastie des Tang (618-907), connu pour son amour du thé. Dans un de ses poèmes, il présente les propriétés suivantes du thé : 1. désaltérante ; 2. excitante ; 3. digestive ; 4. sudorifique ; 5. amaigrissante ; 6. stimulante (pour l'esprit) ; 7. favorable pour la longévité.

Sous les Song (960 à 1279), Yosai, bonze japonais (1141 à 1215) vint deux fois en Chine, en 1168 et 1187, pour étudier le bouddhisme. Et durant son séjour, il apprit et maîtrisa les techniques de la culture, de la préparation et de la dégustation de thé. Après son retour au Japon, il écrivit un livre intitulé Prendre du thé pour être en bonne santé. Cet ouvrage indique dès le début que boire du thé est «un art subtil permettant de prolonger la vie». Il présente d'ailleurs des méthodes pour traiter certaines maladies courantes par le thé. Ce livre, qui devint plus tard très populaire au Japon, suscita un intérêt toujours plus grand pour le thé, entraînant un développement rapide de la production théière.

D'après les anciens écrits, en 849, un bonze âgé de 130 ans se présenta à la Cour impériale. L'empereur Xuanzong des Tang lui demanda quel élixir il avait pris pour vivre aussi longtemps. Le bonze lui avoua qu'il n'avait jamais pris aucun remède sauf du thé car, quand il était jeune, il était trop pauvre pour se faire soigner. L'empereur lui offrit donc 25 kg de thé et le désigna comme administrateur du Monastère Baoshu (du maintien de la longévité).

L'empereur Qianlong des Qing monta sur le trône à l'âge de 25 ans et abdiqua en faveur de son successeur à 85 ans, après 60 années de règne. Il mourut à l'âge de 88 ans et fut l'un des rares empereurs qui put jouir d'une si longue vie. Il aménagea dans son jardin impérial un salon de thé avec de belles décorations, où il venait chaque jour déguster du thé. Ce fut pour lui l'un des moyens de se maintenir en bonne santé et de prolonger sa vie. La légende suivante témoigne de sa passion pour le thé : quand il cède sa place à son successeur, un vieux ministre lui dit non sans regret : «Notre pays ne peut exister un jour sans empereur». Et lui de répliquer avec humour «L'empereur ne peut vivre un jour sans prendre de thé».

L'impératrice douairière Cixi (1835 à 1908) très connue dans l'histoire de la Chine fut, elle aussi, une passionnée de thé. Le matin, elle prenait du thé au chèvrefeuille ; le soir, avant de se coucher, elle buvait une tasse de thé sucré et quand elle prenait de la perle en poudre (afin d'embellir son visage, elle en prenait une fois tous les 10 jours), l'absorption se faisait avec du thé et non avec de l'eau. Même son oreiller était bourré de feuilles de thé. D'après elle, cela lui permettait de calmer ses nerfs et de dormir paisiblement.

Des investigations menées dans beaucoup de pays ont pu montrer que la consommation de thé favorisait la prolongation de la vie. L'Angleterre est un pays qui compte beaucoup de consommateurs de thé. Dans une ville industrielle comme Londres, où il y a souvent du brouillard et où la pollution est grande, les centenaires n'en sont pas toutefois moins nombreux. Dans une enquête faite auprès de 665 centenaires, on a constaté qu'ils sont presque tous passionnés pour le thé, avec une consommation de 4 à 5 kg par an en moyenne. Des recherches scientifiques révèlent que le thé contient des substances qui combattent la sénilité, telles que les catéchines, les vitamines E et C, etc... Les chercheurs sont unanimes à considérer que le thé est une boisson bénéfique, qui permet de lutter contre le vieillissement.

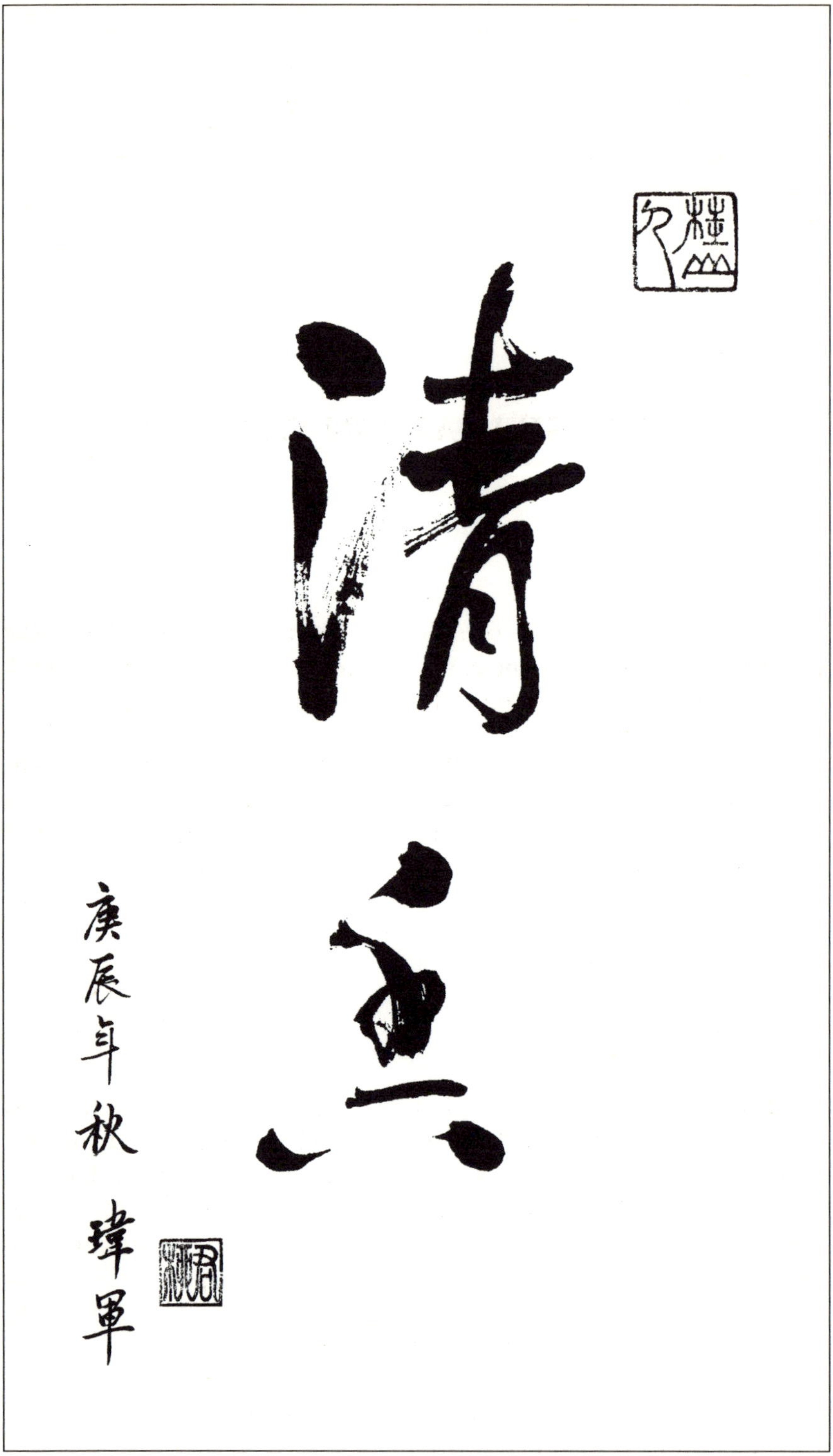

La sublime pureté du thé

I. CLASSIFICATION DES THÉS

De nos jours, il existe 6 catégories de thé : thé vert, thé noir, thé oolong, thé blanc, thé jaune et thé noir foncé, qui proviennent en fait de la même plante et qui ne diffèrent que par la préparation.

Il y a aussi 6 variétés de thés fabriqués à partir des thés ci-dessus mentionnés. Ce sont : thé aux fleurs, thé pressé, extrait de thé, thé aux aromates ou aux jus de fruits, thé médicinal et boissons à base de thé.

1.1. Thés de base

1.1.1. Thé vert

Pour obtenir le thé vert, on fait passer les feuilles de thé, dès qu'elles sont cueillies, à la vapeur ou sur les plaques chauffées, tuant ainsi à haute température les oxydases contenues dans les feuilles fraîches afin de garder leur couleur originelle verte. Après, on procède sans perte de temps à la dessiccation et à l'enroulement, de manière qu'elles ne subissent pas la fermentation à laquelle on soumet les thés noirs. Les thés verts sont donc également appelés les thés non fermentés.

La caractéristique commune des thés verts est que les feuilles et leur infusion sont toutes les deux vertes.

Selon la méthode de traitement d'oxydases et de séchage, les thés verts sont regroupés en «thés verts à la vapeur» et «thés verts torréfiés».

Les thés verts à la vapeur sont ceux dont le procédé de fabrication et l'usage remontent à l'époque des Tang (618 à 907). De nos jours, le même procédé de fabrication est encore conservé dans certaines régions chinoises. Le thé vert en poudre qui est le plus utilisé lors du chanoyu (ou cérémonie du thé) au Japon fait partie aussi de cette catégorie de thé.

Les thés verts torréfiés sont maintenant connus partout en Chine et leur production est la plus importante. Sous forme de produits finis, ils sont regroupés dans les variétés suivantes : «thé vert torréfié long», «thé vert torréfié rond» et «thé vert torréfié plat».

Les thés verts torréfiés longs, appelés aussi «thés sourcil» parce que leur forme ressemble au sourcil, sont exportés en particulier au Maroc et dans d'autres pays africains ainsi que dans certains pays européens et asiatiques.

Parmi les thés verts torréfiés ronds, on trouve surtout le «thé perle», produit local de la province du Zhejiang. Ce thé compact et tout rond, ressemble à des perles, d'où son nom. Il garde bien sa saveur même après plusieurs infusions et il est surtout apprécié en Afrique du Nord et en Afrique de l'Ouest.

Les thés plats sont en général faits de bourgeons terminaux. Ainsi est-ce un thé très recherché et très cher. Le plus connu des thés verts torréfiés plats est sans doute le «Puits au dragon» de Hangzhou.

1.1.2. Thé noir

Ce qu'on appelle en France «thé noir» est appelé en chinois «thé rouge», car les produits finis de cette catégorie de thé et leur infusion sont plutôt de couleur rouge.

Pour obtenir le thé noir, au lieu de traiter les feuilles à haute température comme on le fait pour le thé vert, on commence par les flétrir à l'air, les froisser, les enrouler, puis on provoque leur fermentation dans un local saturé d'humidité pour qu'elles deviennent toutes rouges, et enfin on les sèche au feu.

Les thés noirs sont regroupés en trois variétés : thé noir à odeur de pin, thé noir en forme de petits rouleaux compacts et thé noir poudre à canon.

On obtient les thés à odeur de pin en les séchant au feu de bois de pin.

Les thés en forme de petits rouleaux sont produits dans une dizaine de provinces chinoises et exportés depuis longtemps dans plus de 60 pays et régions d'Europe de l'Est et de l'Ouest.

Les thés poudre à canon sont ceux qui sont coupés en tout petits morceaux et consommés en petits sachets. L'Inde et le Sri Lanka sont les deux plus grands exportateurs du monde de ces thés. Quant à la Chine, ce n'est qu'à partir des années 1960 qu'elle en a commencé la fabrication massive et l'exportation. Le suc des thés poudre à canon est extrait lors de l'infusion et convient bien à la consommation avec du sucre ou du lait.

1.1.3. Thé oolong

Le thé oolong est un thé à demi fermenté, de couleur verte et brune, nommé donc aussi «thé vert et brun». En infusion, il y a du rouge et du vert dans les feuilles et l'infusion elle-même est dorée. Si les oolong typiques sont verts au centre et rouges au bord, c'est que le procédé de fabrication des oolong comporte une opération dans laquelle on agite les feuilles dans des corbeilles pour que les bords des feuilles soient abîmés lors des chocs, fermentent et deviennent rouges. Les oolong ont un parfum pénétrant de fleurs naturelles. Ils sont prisés par les habitants de Hong Kong, de Macao et des pays de l'Asie du Sud-Est. Les oolong dont les plus connus sont le thé du Rocher Wuyi, le thé Tieguanyin d'Anxi et le thé oolong du Sommet Froid du Taïwan, sont produits en particulier dans les provinces du Fujian, du Guangdong et de Taïwan.

1.1.4. Thé blanc

Le thé blanc est un thé très légèrement fermenté. Son procédé de fabrication comprend en général deux opérations : flétrissement et séchage au soleil ou torréfaction. On prend souvent comme matières premières les feuilles ou les bourgeons à villosité blanche, d'où son nom.

Le thé blanc a un goût léger et donne une infusion plutôt claire. On distingue le thé blanc fait de feuilles et le thé blanc fait de bourgeons. Le premier a pris le nom de «Sourcil du dieu de la longévité» et le second, celui d' «Aiguille d'argent». Le mélange des deux est appelé «Pivoine blanche».

1.1.5. Thé jaune

La caractéristique essentielle de ces thés est que les feuilles et leur infusion sont toutes les deux de couleur jaune. La couleur est obtenue par entassement des feuilles de thé en préparation qui, fermentées, deviendront jaunes. Les plus connus des thés jaunes sont les aiguilles d'argent de Junshan de la province du Hunan et les Bourgeons jaunes de Mengding du Sichuang.

1.1.6. Thé noir foncé

Le procédé de fabrication de ces thés comprend en principe 4 opérations : traitement des feuilles à haute température, froissement, entassement et dessiccation. Comme les feuilles qu'on utilise pour préparer le thé noir foncé sont en général de la 2e ou 3e cueillette, donc, de moindre qualité et que leur fermentation en tas dure longtemps, les feuilles deviennent toutes noires, d'où son nom. Les thés noirs foncés, produits principalement dans les provinces du Hubei, du Hunan, du Sichuang, du Yunnan et du Guangxi, servent de matières premières pour les thés pressés (thés en brique, thés en gâteau, etc...) et se vendent notamment au Tibet, au Qinghai et au Xingjang, où ils constituent la boisson favorite chez les minorités nationales.

1.2. Thés manufacturés

1.2.1. Thé aux fleurs

Les thés aux fleurs exhalent un arôme délicieux. Cet arôme est obtenu grâce à un procédé par lequel on laisse le thé, avant l'empaquetage, un certain temps en contact avec des plantes aromatiques comme le jasmin, la rose, l'osmanthe, le gardénia, la fleur du chèvrefeuille, etc... Les thés qu'on utilise pour préparer les thés aux fleurs sont principalement les thés verts. La concentration aromatique de thés aux fleurs dépend de la durée du contact du thé avec des fleurs ou de la quantité de fleurs qu'on met dans le thé. Plus on met de fleurs, plus fort est le parfum exhalé par le thé. De même, plus on met longtemps le thé en contact avec les fleurs, plus il est parfumé. Les régions productrices des thés aux fleurs les plus célèbres sont Fuzhou, Suzhou, Jinhuan, Guilin, Guangzhou, Chongqing, Chengdu, Taipei. Ces thés sont surtout appréciés par les habitants de la Chine du Nord et du Nord-Est, ainsi que des provinces du Shangdong et du Sichuang.

1.2.2. Thé pressé

On obtient ces produits en pressant à la vapeur les feuilles de thé en une certaine forme voulue, notamment en brique, en bol ou en gâteau. Selon l'origine du thé utilisé, il y a 4 catégories de thé pressé : thé vert pressé, thé noir pressé, thé oolong pressé et thé noir foncé pressé.

1.2.3. Extraits de thé

On utilise les produits finis ou semi-finis de thé comme matières premières. On commence par les tremper dans l'eau chaude pour extraire les éléments solubles contenus dans les feuilles. Puis on enlève les feuilles et l'on ne garde que le jus de thé qui, par la suite, subit une opération de concentration.

Les principaux extraits de thé sont les conserves de thé, les thés condensés et les thés instantanés.

1.2.4. Thé aux aromates et thé au jus de fruit

On obtient ces thés en mélangeant les produits finis ou semi-finis de thé avec des aromates ou des jus de fruit. Ces thés présentent un goût particulier, répondant bien aux besoins du marché moderne. Les principaux thés aux aromates sont : le thé au lilas et le thé à la menthe. Et les thés au jus de fruit sont : thé noir au litchi, thé noir au citron, thé au kiwi, thé au jus d'orange, thé au lait de coco, thé à la cannelle, thé à la fraise, thé à la pomme, thé au longane, etc...

1.2.5. Thé médicinal

Mélangez les thés et des plantes médicinales chinoises selon une certaine recette, et vous aurez les thés médicinaux. Les thés qui sont eux-mêmes favorables à la santé voient augmenter leur efficacité pour prévenir et guérir des maladies grâce à ces plantes médicinales qui viennent en complément. Les thés médicinaux qui sont commodes à consommer et permettent de protéger la santé sont prisés par les consommateurs.

1.2.6. Boissons à base de thé

On prépare les boissons théières en mettant du suc de thé dans différentes consommations. Les produits sont aujourd'hui très variés : coke au thé, limonade au thé, thé au lait, crème glacée au thé vert, vin au thé, etc...

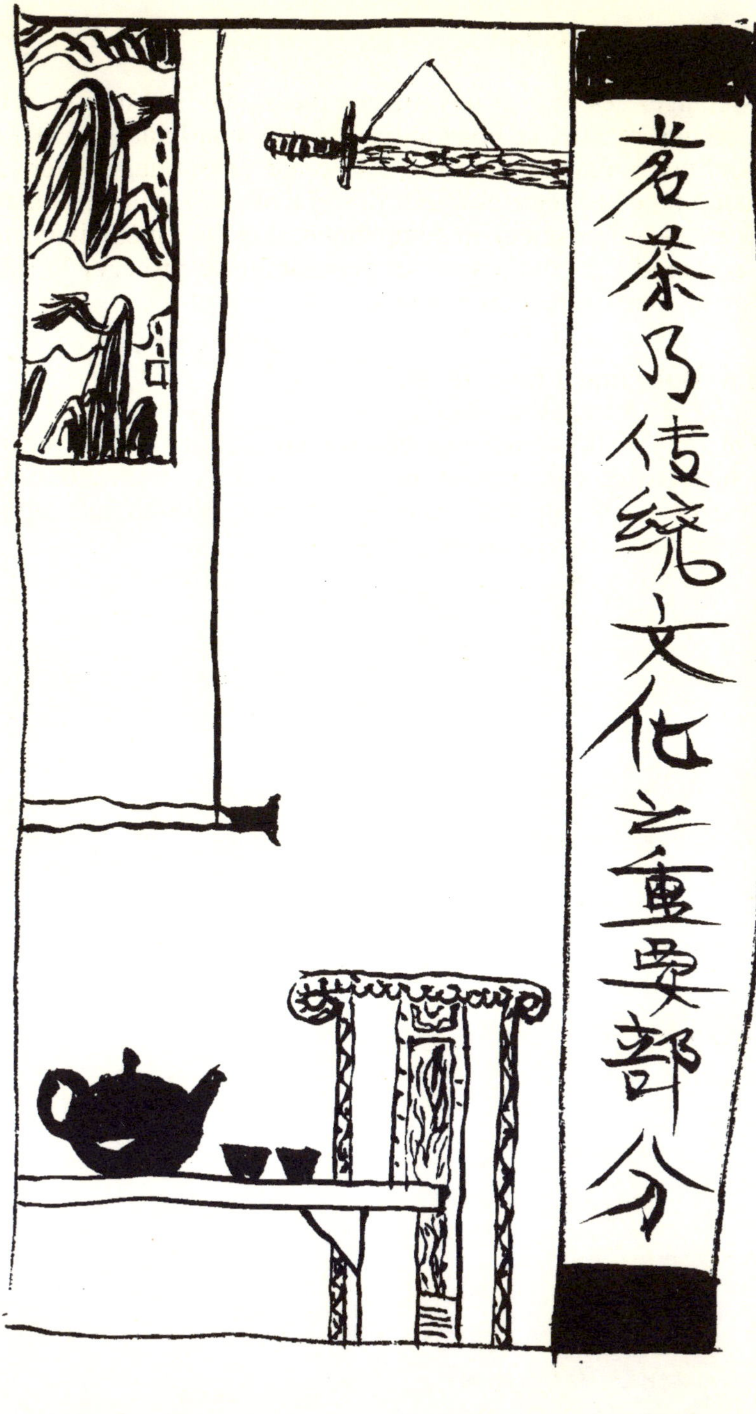

Le thé est partie intégrante de la culture chinoise traditionnelle. Il lui confère toute sa suavité...

II. COMPOSANTS NUTRITIFS ET MÉDICAMENTEUX DU THÉ

2.1. Composition chimique du thé

Le thé contient plus de 600 composants chimiques, qui agissent tous ensemble sur la saveur, le goût, la couleur, le nutriment et l'effet médical de cette plante.

Les feuilles fraîches de thé contiennent 75 à 78 % d'eau. Aussi faut-il 4 kg de feuilles fraîches pour faire un kg de thé fini. Parmi les plus de 600 composants, il y a environ 500 composés organiques, représentant environ 93 à 96,5 % du thé séché. Ces substances organiques sont les suivantes :

- Protéines (20 à 30 %)
- Aminoacides (1 à 5 %)
- Alcaloïdes (3 à 5 %)
- Phénols (20 à 35 %)
- Glucides (20 à 25 %)
- Acides organiques (3 à 5 %)
- Lipides (4 à 5 %)
- Pigments (0,6 à 1 %)
- Substances aromatiques (0,005 à 0,03 %)
- Vitamines (0,6 à 1 %)
- Saponaires (0,07 à 0,1 %)
- Stérols (0,04 à 0,1 %)

Ce sont ces substances organiques qui déterminent le goût, la saveur, la couleur, le nutriment et l'effet médical du thé. Les alcaloïdes, bien qu'ils ne représentent que 3 à 5 % du thé séché, jouent un rôle décisif pour le goût du thé. Ils comprennent surtout la caféine et en proportions moindres la théophylline et la théobromine. C'est à cause de ces éléments que le thé peut servir à exciter le système nerveux et par là, à augmenter la vigilance.

Les phénols, notamment la catéchine qui en fait partie, agissent aussi sur le goût du thé et produisent des effets préventifs et thérapeutiques sur de nombreuses maladies humaines. Quant à l'aminoacide, malgré sa proportion minime (1 à 5 %), il décide du goût et de la saveur fraiche du thé vert.

Les substances aromatiques comprennent en fait plusieurs centaines de composés organiques, qui agissent chacun seul ou tous ensemble par interaction, de façon positive ou négative, sur la saveur du thé. Les glucides, qui représentent une grande proportion du thé séché et dont une partie est soluble dans l'eau, mais une autre, plus grande, ne l'est pas, jouent un rôle actif pour la santé humaine. Les protéines, quant à elles, quoiqu'elles occupent 20 à 30 % du thé séché, ne servent pas à grand-chose car une très grande partie est insoluble dans l'eau. Mais en revanche, elles sont en rapport étroit avec la qualité du thé noir. Bien sûr, il est aussi à noter le rôle indispensable des vitamines pour la santé humaine.

Les substances inorganiques, bien qu'elles ne représentent que 3,5 à 7,0 % du thé séché, produisent une action non-négligeable sur le nutriment, l'effet médical et la qualité du thé.

Ayant subi une incinération, le thé est réduit en ce qu'on appelle habituellement des «cendres». La teneur en cendres d'un thé fait l'un des objets essentiels de l'examen de thé. L'Organisation internationale de Standardisation (OIS) des Nations Unies a prescrit, dans ses «OIS 3720» promulgués en 1977, les normes sur le thé noir, selon lesquelles la teneur en cendres d'un thé noir destiné à l'exportation est autorisée entre 4 % et 8 %, alors que la Chine stipule que cette teneur ne doit pas dépasser 6,5 %. De façon générale, plus la teneur en cendres est élevée, moins bonne est la qualité du thé. Car en dehors des substances nonorganiques contenues dans le thé, s'y mêlent souvent des impuretés ou des poussières qui font augmenter la teneur en cendres. Les cendres sont hydrosolubles à 50 à 60 %. L'hydrosolubilité est plus élevée quand le thé est de meilleure qualité.

Il résulte d'une analyse scientifique de la composition chimique du thé qu'il contient 27 éléments minéraux, en plus du carbone, de l'hydrogène, de l'oxygène et de l'azote. Ce sont le phosphore, le potassium, le magnésium, le manganèse, le fluor, l'aluminium, le calcium, le sodium, le soufre, le fer, l'arsenic, le cuivre, le nickel, le silicium, le zinc, le bore, le molybdène, le plomb, le cadmium, le cobalt, le sélénium, le brome, l'iode, le chrome, le titane, le cæsium et le vanadium. La teneur en fluor, potassium, aluminium, iode, sélénium, nickel, arsenic et manganèse du thé est supérieure au niveau moyen d'autres plantes. Les éléments minéraux produisent une action régulatrice sur l'organisme. Comme le thé est riche en ces éléments, il suffit d'en boire quelques tasses par jour pour répondre aux besoins du corps humain.

Le tableau suivant montre la composition du thé ainsi que la teneur des composants :

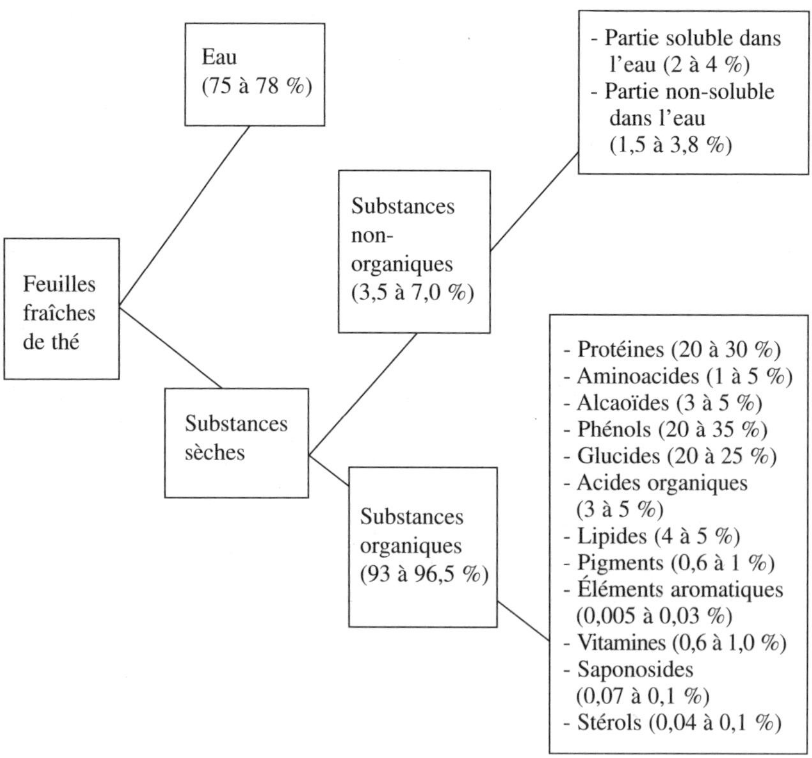

Nous allons maintenant parler des effets que produisent les principaux composants du thé.

2.2. Caféine

La teneur en caféine d'un thé est variable selon les régions, les variétés de théiers et les sections où poussent les feuilles. De façon générale, cette teneur est de 2,5 à 5,0 %. Les jeunes feuilles contiennent plus de caféine que les vieilles feuilles, alors que la caféine est absente dans les grains et la racine. La villosité du dos de la feuille est très riche en caféine.

La caféine, séparée du thé pour la première fois en 1827, fut appelée «théophylline». Mais cette substance n'était, en réalité, rien d'autre que la caféine qu'on avait réussi à extraire des grains de café en 1820. La caféine est l'un des éléments constituants du goût de thé.

Si le café peut soulager la fatigue et revigorer les gens, c'est que l'écorce cérébrale est stimulée par la caféine. La caféine a une grande solubilité dans l'eau chaude, donc, une infusion à l'eau chaude fait extraire en grande partie la caféine des feuilles de thé.

D'après certains rapports qui datent des années 60 et 70, la caféine produirait une action carcinogène et mutagène. Ces rapports ont causé une panique parmi les consommateurs pendant un certain temps, car plus de 80 % des adultes du monde ingèrent quotidiennement plus ou moins de caféine. Selon les statistiques, aux Etats-Unis, les plus de 18 ans ingèrent quotidiennement en moyenne 2,6 mg/kg (poids de l'homme), 10 % d'entre eux, 5,4 mg/kg et les plus gros consommateurs de caféine en ingèrent 7,0 mg/kg. Ces caféines proviennent du café, du thé, du cacao, de certaines boissons non alcoolisées et de certains médicaments. Des enquêtes ont montré que la caféine ingérée par l'homme provient à environ 90 % du thé et du café (respectivement 15 à 30 % et 60 à 75 %). L'Angleterre est la plus grande consommatrice du thé. 44 % de caféine que les Anglais ingèrent sont originaires du thé. Une tasse de thé contient, en général 40 à 70 mg de caféine, alors que dans une tasse de café, il y en a environ 80 à 120 mg.

Les débats ont duré assez longtemps à propos des avantages et des inconvénients de la caféine pour la santé. La caféine est un excitant du système nerveux, dont le mécanisme biochimique consiste à augmenter la synthèse et la sécrétion des stimulants comme la catécholamine dans le sang. La caféine permet aussi de décontracter le muscle lisse vasculaire, d'agrandir le diamètre effectif du vaisseau sanguin, d'augmenter l'élasticité de la paroi cardio-vasculaire et de favoriser la circulation sanguine. Quand la concentration de caféine dans le sang est de 5 à 6 mg/litre, elle a pour fonction d'augmenter l'efficacité du travail, de fortifier la volonté et la pensée et d'accroître la réaction. La caféine produit également une augmentation de la diurèse : le volume de la miction augmente de 30 % après l'absorption du thé.

Selon les données statistiques réunies ces 20 dernières années, il n'y a pas de corrélation nécessaire entre la quantité de caféine consommée et l'infarctus du myocarde. Pendant les années 60 à 70, on rapportait qu'une haute dose de caféine entraînerait une tératogenèse chez les rats blancs. Mais cette dose équivaut à la consommation quotidienne de 60 à 150 tasses de thé fort par une personne de 50 kg. Elle est donc impossible pour un être normal. D'une enquête épidémiologique menée auprès de 17970 femmes enceintes, il résulte qu'il n'y a pas de rapport de cause à effet entre le volume de consommation de caféine et la tératogenèse congénitale.

De point de vue toxicologique, la toxicité d'un composé chimique quelconque est relative. Qu'un produit soit bénéfique ou nuisible à un être vivant dépendra de la dose consommée. Il arrive souvent qu'à une certaine dose, un produit se montre bénéfique, mais une fois la dose maximale dépassée, il devient nuisible et même mortel. Tout le monde est unanime à considérer que les produits comme le sucre, le sel et les vitamines sont bénéfiques. Cependant, à une très forte dose, ils produiront un effet létal chez des animaux.

Des enquêtes et études menées ces 20 dernières années dans l'objectif d'évaluer la sécurité de la caféine, on conclut que la caféine ingérée par un être humain à dose usuelle n'est pas néfaste à la santé, au moins, il n'y a pas de preuves pour qu'on puisse le dire. Au contraire, elle permet d'exciter le centre nerveux, de tonifier la fonction du cœur et de décontracter le muscle lisse vasculaire. Elle produit aussi une augmentation de la diurèse, une stimulation de sécrétion de l'acide gastrique, promouvant ainsi le métabolisme de l'organisme. En plus, la caféine est un composé chimique expulsé très vite du corps humain : il suffit de 2,5 à 4,5 heures pour que sa décomposition soit effectuée à 50 % dans le corps humain.

Récemment, l'Administration américaine des denrées alimentaires et des médicaments a prescrit que la dose inactive de caféine est de 40 mg/kg/jour, c'est-à-dire que l'ingestion de 2000 mg par jour est autorisée et ne présente pas de danger pour une personne de 50 kg. Cette dose est dix fois plus élevée que celle qu'on prend habituellement aujourd'hui. Aussi peut-on dire que la caféine qu'on ingère en buvant du thé est plutôt bénéfique que néfaste à la santé.

2.3. Polyphénols et catéchine

Certains ouvrages sur le thé ont employé le terme «tannin» à la place de «phénols», ce qui est susceptible de faire confondre deux concepts. Le tannin est une substance utilisée dans le traitement des peaux pour les rendre imperméables et imputrescibles. Or, les phénols contenus dans le thé ne sont pas dotés de cette fonction. On garde donc ici le terme de «phénols».

Sous le nom de «phénols», on désigne de nombreux composés de polyphagie parmi lesquels la catéchine, qui représente 50 à 70 % des phénols contenus dans le thé. Les composés de catéchine revêtent une structure très complexe, peuvent se diviser en deux grandes catégories : les composés de catéchine du type simple et les composés de catéchine du type complexe. La composition et la proportion de catéchine dépendent beaucoup de la variété de théier, de la qualité des feuilles (jeunes ou vieilles), de la saison et de la technologie de transformation. En général, la teneur en catéchine d'un thé vert est plus élevée que d'un thé fermenté (thé noir, thé oolong par exemple), car au cours de la fermentation, la catéchine est oxydée et polymérisée en une série de composés colorés, jaune, rouge et brun. Ces derniers agissent beaucoup sur la qualité et la couleur d'un thé noir ou d'un thé oolong.

Les composés de catéchine produisent une action sur l'organisme en tant que régulateur. Ils sont par exemple anticancéreux, antispasmodiques, virostatiques, permettent de baisser la tension artérielle, de réduire la glycémie, et la lipémie et de protéger le foie et les dents contre la carie. De nos jours, beaucoup de pays et régions, en mettant en œuvre la fonction de régulation physiologique de la catéchine, produisent toutes sortes d'alimentation destinées à la protection de la santé.

2.4. Protéines et aminoacides

La teneur en protéines d'un thé est supérieure à 20 %. Cependant, parmi les protéines contenues dans le thé, il n'y a que l'albumine, une protéine simple, qui est soluble dans l'eau, mais l'albumine ne représente que 3,5 % des protéines. Comme la plupart des protéines ne sont pas solubles dans l'eau, elles ne contribuent pas beaucoup à la valeur nutritive du thé. En revanche, elles sont en rapport étroit avec la fermentation du thé noir. Dans beaucoup de pays d'Europe et d'Amérique ainsi que dans certaines régions de notre pays habitées par les minorités nationales, on aime ajouter au thé du lait, du fromage ou du beurre, augmentant ainsi le volume de protéines et en diminuant le goût amer et âcre.

Les aminoacides représentent environ 1 à 5 % du thé séché. La teneur en aminoacides du thé vert est nettement plus élevée que celle du thé noir. De la variété, de la composition et du volume des aminoacides dépendent le goût et la saveur d'un thé, notamment ceux, d'un thé vert. En plus, les aminoacides contenus dans les feuilles de thé sont en rapport étroit avec la formation de phénols et de caféine.

D'ailleurs, la teneur en aminoacides des jeunes feuilles est supérieure à celle des vieilles feuilles. D'une façon générale, un thé de meilleure qualité contient plus d'aminoacides qu'un thé de moindre qualité.

De nos jours, on distingue 28 acides aminés dans le thé. Dotés d'une haute solubilité dans l'eau, ils contribuent à la formation du goût doux et frais du thé. Les feuilles jeunes et délicates cueillies au printemps donnent un goût plus doux que celles qui sont récoltées en été et en automne, car les premiers contiennent plus d'aminoacides que les derniers.

2.5. Glucides

Le thé est riche en glucides, qui en constituent environ 25 à 30 %. Mais la plupart d'entre eux sont des polyosides non solubles dans l'eau, ce qui fait du thé une boisson hypocalorique.

Les glucides libres et hydrosolubles sont des oses comme le glucose, le glucose mucilagineux, le mannose, le galactose, le xylose, l'arabinose (environ 0,3 à 1,0 % du thé séché) et des disaccharides comme le maltose, le saccharose, le lactose et le raffinose (environ 0,5 à 3,0 % du thé séché). Ce sont ces glucides qui adoucissent le thé. D'ailleurs, au cours du métabolisme, il arrive que ces oses et disaccharides se convertissent en composés aromatiques ou acides organiques.

Les polyosides représentent plus de 20 % du thé séché. Ce sont de l'amidon de la cellulose, de l'hémicellulose et de la lignine. Parmi ces polyosides, prédomine la cellulose qui constitue 10 à 18 % du thé séché. Plus le thé contient de cellulose, moins il est tendre et vice-versa.

Des recherches effectuées fin des années 80 ont permis de constater que les polyosides composés contenus dans le thé sont dotés de l'efficacité de réduire la glycémie du corps humain et de prévenir et traiter le diabète. En plus, le lipopolysaccharide, qui constitue 0,5 à 1,0 % du thé et revêt l'effet radio résistant, est utilisé comme adjuvant pour augmenter la quantité de globules blancs chez les malades atteints de cancer après qu'ils ont subi une radiothérapie.

2.6. Acides organiques

Les bourgeons de thé contiennent plusieurs acides organiques libres, dont l'acide oxalique (2,6 à 5,0 % du thé séché), l'acide malique (1,1 à 2,8 % du thé séché), l'acide citrique (1,0 à 1,5 %), l'acide iso citrique (trace) et l'acide cinchoninique. Le volume et la composition des acides organiques sont en rapport avec l'odeur aromatique du thé.

2.7. Lipides

Les lipides représentent environ 4 à 5 % des bourgeons de thé. Ils sont regroupés en trois catégories : lipide neutre, phospholipide et glycolipide. Les lipides n'agissent pas beaucoup sur la qualité du thé, mais ont un rapport étroit avec la fonction physiologique des feuilles de théier.

Les stérols sont une variété de lipide neutre. On distingue déjà plusieurs stérols dans le thé : spinastérol α, amirine β, sitostérol β, stigmastérol, etc... Certains stérols jouent un rôle dans l'organisme comme hormone.

2.8. Pigments

Le thé contient deux variétés de pigment : pigments liposolubles et pigments hydrosolubles. Les premiers comprennent chlorophylle et caroténoïde. Les derniers comprennent quercétine, myricétine, isovitexine, anthocyanidine, etc...

Il existe deux sortes de chlorophylles dans le thé : chlorophylle A qui est verte et bleue et chlorophylle B qui est verte et jaune. Les deux chlorophylles représentent 0,3 à 0,8 % du thé séché. Les chlorophylles, contenues dans les feuilles de thé, emmagasinant l'énergie lumineuse, confèrent aux théiers la fonction de transformer les substances non-organiques (eau et carbone) en substance organiques (glucides) par photosynthèse, assurant ainsi leur croissance.

Le caroténoïde représente 0,02 à 0,10 du thé séché et a une gamme variée de couleur, du jaune à l'orange. Il comprend plusieurs composés : carotène α, carotène β, xanthophylle, etc... Au cours de la préparation du thé noir, le caroténoïde subit une dégradation et se convertit en un composé chimique qui agit beaucoup sur l'odeur aromatique du thé. D'ailleurs, le carotène b est un composé bénéfique à la santé humaine.

2.9. Éléments minéraux

On a découvert jusqu'à présent l'existence de 27 éléments minéraux dans le théier, qui peuvent se regrouper, selon leur importance, en quatre catégories :

1ère catégorie (2 mg/g de thé) : phosphore, potassium, soufre.

2ème catégorie (0,5 à 2 mg/g) : magnésium, manganèse, fluor, aluminium, calcium, sodium.

3ème catégorie (0,005 à 0,5 mg/g) : fer, arsenic, cuivre, nickel, silicium, zinc, bore.

4ème catégorie (moins de 0,005 mg/g) : molybdène, plomb, cadmium, cobalt, sélénium, brome, iode, chrome, titane, cæsium, vanadium.

Certains éléments minéraux sont concentrés dans des sections déterminées d'un théier plutôt que dans d'autres. Par exemple, le cuivre, le cadmium et le plomb se trouvent surtout dans les racines du théier, alors que les vieilles feuilles sont riches en fluor, aluminium, sélénium, calcium, fer, silicium, manganèse et bore. Les bourgeons et les jeunes feuilles, quant à eux, sont riches en zinc, magnésium, potassium, arsenic et nickel.

D'autre part, les éléments minéraux ont un taux d'extraction différent en infusion. On peut presque totalement en extraire le brome et le potassium, suivis par le cuivre, le fluor, le nickel, le zinc, le chrome, le manganèse, le magnésium, le soufre et le cobalt. L'arsenic, le sélénium, le calcium, l'aluminium, le bore, le sodium et le phosphore ne peuvent être extraits qu'à 5 à 30 % et le cuivre et le fer, à moins de 10 %.

Nous allons maintenant présenter l'action produite par les principaux éléments minéraux ainsi que leur teneur.

Potassium

Le thé est riche en potassium, qui, d'ailleurs, peut être presque totalement extrait et soluble en infusion. On obtient 140 à 300 mg de potassium pour une consommation de 10 g de thé par jour.

Phosphore

La teneur d'un thé en phosphore est de niveau moyen. Mais son taux d'extraction en infusion est de 25 à 30 %. Donc, une consommation quotidienne de 10g de thé permet de fournir au corps 6 à 9 mg de phosphore.

Magnésium

Le théier est très riche en magnésium, dont la proportion est de 0,1 à 2 mg/g. La teneur des jeunes feuilles en magnésium est plus élevée que celle des vieilles feuilles. Le taux d'extraction de magnésium est entre 46 % et 53 % en infusion. Et les trois quarts en sont extraits dès la première infusion. Ainsi le thé contient-il beaucoup de magnésium. On en absorbe 6 à 20 mg en consommant 40 g de thé par jour. Le magnésium est un constituant de la chlorophylle contenue dans les feuilles de théier. Le manque de magnésium entraînera une dégradation de la couleur du thé. D'autre part, le magnésium est un élément indispensable au métabolisme glucidique du corps humain.

Manganèse

Le théier est aussi une plante très riche en manganèse. Les feuilles de thé contiennent en général environ 0,2 à 1,2 mg/g. Mais plus vieilles sont les feuilles, plus elles contiennent de manganèse. La teneur des vieilles feuilles en manganèse peut atteindre 4 mg/g. Sa proportion dans un thé fini est très variable, de 0,1 à 3,8 mg/g avec une moyenne de 0,7 mg/g. Son taux d'extraction est de 35 % en infusion (Le manganèse est un oligo-élément indispensable à l'organisme. Le besoin quotidien est d'environ 2,5 à 5 mg). Et si on consomme 10 g de thé par jour, on absorbe 3,8 à 8,0 mg de manganèse. Ainsi, le thé en constitue une source importante que nécessite l'organisme.

Le manganèse participe et catalyse l'action de nombreux enzymes telles que désoxyribonucléase, cholinestérase, trypsine, phospho-estérase, phosphohexokinase, polymérase etc... qui jouent un rôle très important pour la santé. D'autre part, de nombreux enzymes contiennent du manganèse comme désoxyribonucléase, dipeptidase et phosphatase alcaline. Le manganèse est un élément nécessaire au métabolisme squelettique. Son absence pourrait engendrer des déformations squelettiques et influencer la fonction génitale. Et il y a aussi un rapport entre le manque de manganèse et les maladies cardio-vasculaires.

Fluor

Le théier est l'une des plantes de la terre dont la teneur en fluor est la plus élevée. La proportion du fluor dans les feuilles fraîches de théier est variable selon leur âge. Les jeunes feuilles en contiennent en moyenne 0,1 à 0,2 mg/g alors que dans les vieilles feuilles, il y en a plus de 1 mg/g. La proportion de fluor dans les thés finis est aussi très variable. Un thé de bonne qualité, fait de bourgeons ou de jeunes feuilles, en contient généralement 0,1 à 0,2 mg/g, et au maximum, 2 mg/g. Le taux d'extraction de fluor en infusion est de 50 à 60 %. Alors, une consommation de 10 g de thé répond au besoin quotidien de l'organisme à 60 à 80 %.

Le fluor est un oligo-élément indispensable à la santé humaine. Il joue un rôle remarquable dans la prévention de la carie dentaire. Dans certains pays du monde, on ajoute une certaine quantité de fluor à l'eau courante dans l'objectif de prévenir les dents contre la carie. Les expériences menées dans de nombreux pays montrent que la consommation de thé permet de réduire la prévalence des caries dentaires. En Chine, les extraits de thé sont utilisés dans des dentifrices pour enfants dans le but de diminuer le taux des caries chez ces derniers.

De plus, le fluor est nécessaire à la formation squelettique.

Aluminium

L'aluminium est l'un des métaux les plus abondants sur la terre. La teneur des végétaux en aluminium est entre des millioniémes et des dizaines de milliémes. Mais les théiers en sont plus riches que la plupart des végétaux. Les feuilles fraîches de théier en contiennent 0,2 à 1,5 mg/g, mais la proportion d'aluminium dans les vieilles feuilles peut atteindre 20 mg/g et son taux d'extraction en infusion est inférieur à 20 %. Ainsi avec une consommation de 10 g de thé par jour, on n'absorbe qu'entre 0,4 à 1 mg d'aluminium. L'aluminium n'est pas un élément indispensable à l'organisme humain. Au contraire, il y nuit dans un certain sens.

Calcium

Comme la proportion du calcium dans les feuilles de théier n'est pas élevée et le taux d'extraction de cet élément en infusion est seulement de 5 à 7 %, une consommation quotidienne de 10 g de thé n'en permet l'absorption que de 3 à 4 mg, représentant seulement 1 % du besoin quotidien de l'organisme, car celui-ci en demande beaucoup.

Sodium

La teneur en sodium des feuilles de théier est supérieure à celle d'autres plantes. Un thé fini en contient environ 0,2 à 0,8 mg/g. Mais comme le taux d'extraction de sodium n'est pas élevé (entre 10 à 20 %), une consommation de 10 g de thé n'apporte à l'organisme que 0,1 à 0,2 % du besoin quotidien.

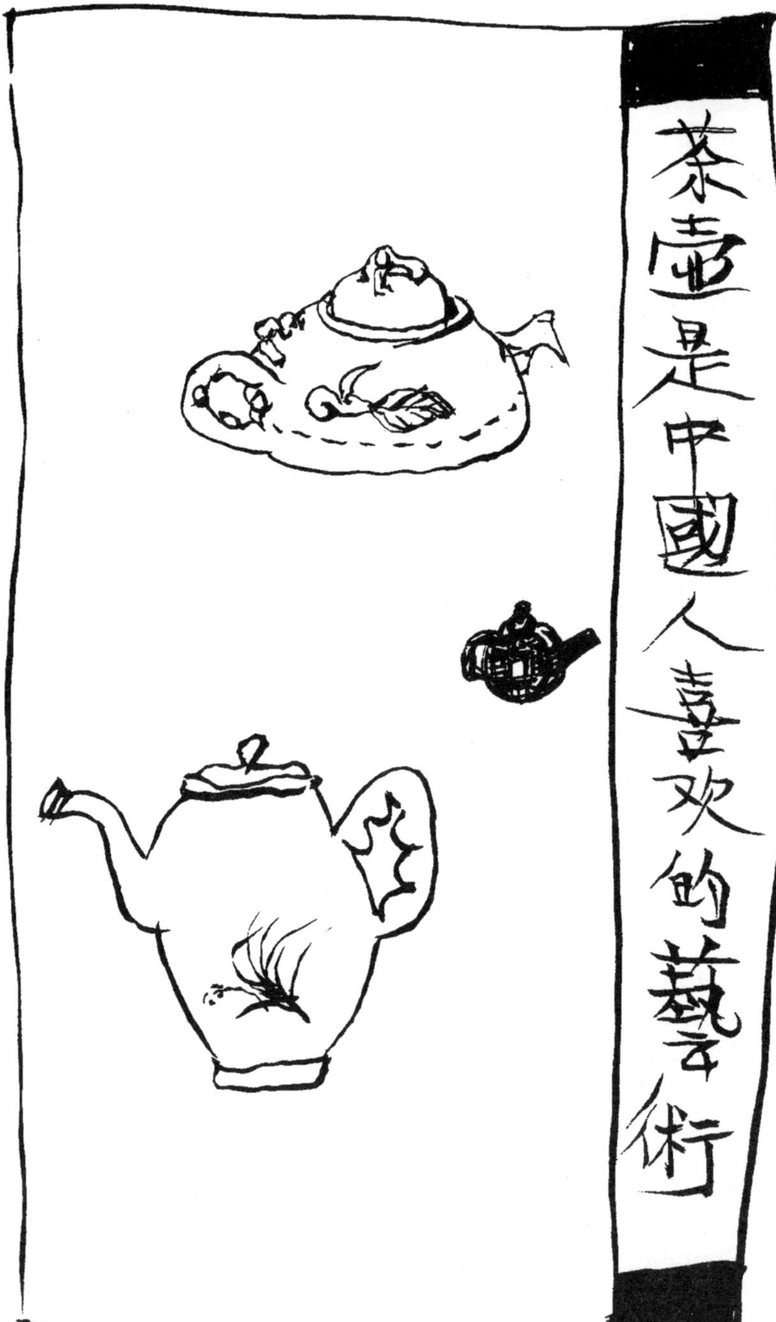

Pour les Chinois,
la théière est une véritable œuvre d'art

Soufre

La teneur en soufre des feuilles de théier (0,1 à 10 mg/g) est un peu supérieure à celle d'autres plantes. Un thé fini en contient environ 0,8 à 3,7 mg/g. Avec un taux d'extraction de 50 à 60 % en infusion, une consommation quotidienne de 10 g de thé en permet l'absorption de 5 à 8 mg. Mais ce volume ne représente que 1 à 2 % du besoin quotidien du corps humain qui en demande beaucoup.

Fer

Les feuilles fraîches de théier contiennent en moyenne 0,16 mg/g alors que le thé fini en contient environ 0,06 à 0,32 mg/g. La teneur en fer d'un gramme de thé vert est 0,123 mg et celle d'un gramme de thé noir est 0,196 mg. Son taux d'extraction en infusion est inférieur à 10 %.

Le fer est un élément indispensable à l'échange et à la transmission d'oxygène dans le sang des mammifères. Il est aussi nécessaire à de nombreux systèmes d'oxydoréduction de l'organisme. La carence en fer est souvent causée par une perte de sang chronique ou par des maladies qui gênent l'absorption de fer. Les quantités journalières en fer apportées par l'alimentation sont de 12 à 15 mg et une consommation de 10 g de thé par jour n'en apporte qu'une quantité insignifiante par rapport au besoin quotidien de l'organisme.

Certains considèrent que la consommation de thé peut entraîrer une anémie ferriprive. Mais les recherches effectuées ces dernières années permettent de rectifier ce point de vue. Le fer qu'on obtient de l'alimentation peut se diviser en fer hémoglobinique et fer non hémoglobinique. Le premier qui réside en aliment animal et représente environ 15 % du fer d'alimentation est facile à absorber. Par contre, le second qui réside en aliment végétal et représente environ 85 % du fer d'alimentation n'est pas facile à absorber, car il n'y a que 2 à 20 % de ce fer qui peut traverser la cavité de l'intestin grêle pour arriver aux cellules muqueuses. Mais ce taux d'absorption est très variable selon les réserves en fer dans le corps et le PH du tube digestif. Si celles-ci sont petites, le taux d'absorption de fer est élevé. D'autre part, si la teneur de l'alimentation en acide organique (notamment en acide citrique) est assez élevée, l'absorption de fer non hémoglobinique augmentera. Donc, si on prend du thé et du jus de fruit simultanément ou du thé d'abord et du jus de fruit après, ou bien encore on met des tranches de citron dans le thé, l'absorption de fer non hémoglobinique sera doublée ou triplée.

Cuivre

En général, la proportion du cuivre dans les végétaux n'est pas très élevée, souvent inférieure à 0,0015 mg/g, alors que cette proportion est de 0,019 mg/g dans les feuilles de théier. Le thé vert chinois en contient entre 0,012 et 0,040 mg/g, tandis que le thé noir de Ski Lanka et de l'Inde en contient entre 0,011 et 0,071 mg/g. Le taux d'extraction de cuivre en infusion est très élevé, entre 70 à 80 %. Une consommation quotidienne de 10 g de thé permet l'absorption de 0,5 à 0,6 mg de cuivre.

Le cuivre est un catalyseur très effectif du système d'oxydoréduction de l'organisme et il participe à la composition de nombreux enzymes tels que cytochrome-oxydase, cytochrome réductase, monoamine-oxydase, galactose oxydase, oxydase de l'acide ascorbique. Le cuivre joue aussi un rôle dans la formation squelettique et dans la fonction cérébrale. En plus, il permet de réguler le battement du cœur.

Le besoin quotidien de cuivre est d'environ 2 à 3 mg pour un adulte. Ainsi une consommation de 10 g de thé apporte 10 à 30 % du volume total dont l'organisme a besoin.

Le cuivre influence beaucoup la fermentation du thé noir et son absence entraînera une dégradation de la qualité du thé noir.

Nickel

La teneur en nickel des feuilles de théier est plus élevée que la moyenne des plantes. Les feuilles fraîches en contiennent 0,001 à 0,003 mg/g. Quant aux thés finis, le thé vert chinois en contient 0,005 à 0,028 mg/g, alors que le vert japonais en contient 0,0032 mg/g et le noir du Ski Lanka et de l'Inde, 0,010 à 0,024 mg/g. Le taux d'extraction en infusion est de 50 %. Comme le besoin quotidien est d'environ 0,3 à 0,5 mg, une consommation de 10 g de thé par jour en apportera 10 à 20 %.

Silicium

Le silicium est l'élément minéral le plus répandu de la lithosphère, mais le théier n'en contient que très peu. La proportion du silicium dans les thés finis est très variable, entre 0,02 et 0,5 mg/g. Un thé de moindre qualité en contient plus qu'un thé de bonne qualité. La teneur en silicium d'un thé de première qualité est souvent inférieure à 0,03 mg/g. De plus, le taux d'extraction en infusion est peu élevé. Par conséquent, on n'obtient pas suffisamment de silicium en consommant du thé.

La carence en silicium peut causer la dysplasie et affecter la formation squelettique.

Zinc

La teneur des végétaux en zinc est entre des millionièmes et des dizaines de millièmes. Les feuilles fraîches de théier en contiennent environ 0,01 à 0,05 mg/g. Sa proportion dans les thés finis est très variable : 0,022 à 0,090 mg/g pour le thé vert chinois ; 0,038 à 0,350 mg/g pour le vert japonais ; 0,011 à 0,117 mg/g pour le noir du Ski Lanka et de l'Inde.

Le manque de zinc qui arrive le plus souvent chez les personnes âgées et les femmes enceintes peut provoquer la stase de croissance, l'anémie, le diabète et la gastrite chronique.

Le zinc permet d'inhiber la peroxydation lipidique et revêt donc l'effet d'anti-sénescence. Le zinc est un constituant de nombreux enzymes comme le phospholipide et l'aldolase etc... Il permet aussi d'accélérer la cicatrisation des plaies et de prévenir certaines maladies. D'ailleurs, selon les résultats de recherches en médecine régionale, le rapport zinc cadmium dans le rein est une des causes importantes de l'hypertension artérielle. Dans les régions où ce rapport est bas, le taux d'hypertension artérielle est élevé vice-versa. Le thé est une boisson dont le rapport zinc cadmium est élevé. Il contribue donc à la prévention de l'hypertension artérielle.

Le taux d'extraction de zinc est de 35 à 56 % en infusion. Ainsi une consommation quotidienne de 10 g de thé apporte à l'organisme 0,2 à 0,4 mg, ce qui représente environ 1,3 à 4,0 % du besoin quotidien du corps qui nécessite 10 à 15 mg chaque jour.

Plomb

Les feuilles fraîches de théier contiennent environ 0,0003 à 0,0006 mg/g. La proportion du plomb dans les thés est liée à l'équipement de traitement du thé. Les machines utilisées dans les premiers temps étaient équipées d'une plaque de froissement faite d'alliage de plomb. Conséquence : le thé froissé sur ces plaques contenait beaucoup de plomb.

Le plomb est un élément plutôt nocif que bénéfique à la santé humaine. Dans presque tous les pays du monde, la quantité d'absorption de plomb est strictement limitée. Généralement, elle ne doit pas dépasser 0,3 à 0,4 mg par jour. Comme le taux d'extraction de plomb est très bas en infusion de thé, la quantité absorbée par l'organisme en buvant du thé est insignifiante.

Sélénium

De nos jours, le sélénium est considéré comme un oligo-élément indispensable à la vie. La teneur en sélénium de l'ensemble des végétaux est entre 0,000004 à 0,0002 mg/g, alors que celle des feuilles fraîches de théier, plus élevée, est entre 0,00003 et 0,00041 mg/g. Sa proportion dans un thé fini est souvent inférieure à 0,0001 mg/g et son taux d'extraction en infusion est de 10 à 20 %.

Il y a en Chine deux régions dont le thé est très riche en sélénium : la ville de Shieng de la province du Hubei où le thé contient en moyenne 0,00052 mg/g de sélénium et au maximum, 0,0065 mg/g et le district Zhiyang de la province du Shangxi, où la teneur moyenne en sélénium est de 0,00065 mg/g et la plus élevée atteint 0,00385 mg/g.

Le sélénium joue un rôle très important pour la santé. Le besoin quotidien est d'environ 0,06 à 0,12 mg. Sa carence peut provoquer la nécrose hépatique, la dégénérescence cardiaque, l'anémie et l'hémolyse et la dégénérescence de la fonction génitale. La maladie de Kaschin-Beck (ostéo-arthrite déformante endémique) et la maladie de Keshan qui se sont répandues pendant un temps en Chine du Nord-Ouest et du Nord-Est y sont bien liées. Une solution envisageable est d'y apporter du thé riche en sélénium comme une source complémentaire. En plus, le sélénium est un constituant de la glutathion-peroxydase qui est indispensable au métabolisme physiologique chez les animaux supérieurs et il joue un certain rôle dans la prévention des maladies cardio-vasculaires et des cancers. Certains considèrent même que l'absorption de 0,002 mg de sélénium par jour suffit pour prévenir les tumeurs. Mais il est à noter qu'une absorption excessive amènera l'intoxication par sélénium qui se manifeste par dyschromodermie, déformation des ongles et des doigts ou névrose.

2.10. Vitamines

Le thé, notamment le thé vert, est très riche en vitamines dont surtout vitamines C, B et E. La plupart des vitamines contenues dans les feuilles de thé sont hydrosolubles et peuvent donc être ingérées avec l'infusion de thé. Certaines vitamines comme vitamines E et A sont liposolubles et non-solubles dans l'eau.

Vitamine C

La vitamine C, appelées aussi acide ascorbique, constitue environ 0,6 à 1,0 % du thé séché en poids. La proportion dans un thé vert de première qualité peut atteindre 5 %, alors qu'un thé ordinaire en contient 1 à 2,5 mg/g. La teneur du thé en vitamine C est tellement élevée qu'elle est comparable à celle du citron ou du foie d'animaux.

La vitamine C est un élément extrêmement important à la santé humaine. En 1747, des marins anglais en navigation furent atteints d'hémorragie sous-cutanée. Il fut prouvé, par la suite, qu'elle était due à une carence en vitamine C. La quantité d'absorption nécessaire est d'environ 50 mg par jour. Ainsi une consommation de 10 g de thé apporte à l'organisme de 1/5 à 1/2 du besoin total quotidien. La teneur du thé rouge en vitamine C est peu élevée, car 90 % en sont perdus au cours du traitement et de la fermentation du thé. En tant qu'agent oxydant, la vitamine C est anticancéreuse et antiscorbutique. Elle est dotée également de la propriété de prévenir le peroxyde gras, la sénescence et l'anémie.

Vitamine B

Le thé vert et le thé rouge contiennent à peu près la même quantité de vitamine B, à savoir 8 à 15 mg sur 100 g de thé fini. Bien soluble dans l'eau, la vitamine B est extraite en infusion à 90 %.

La proportion de vitamine B1, appelée aussi thiamine, est de 0,15 mg sur 100 g de thé fini. Elle a pour rôle de maintenir les fonctions du système nerveux, de l'appareil digestif et du cœur.

La teneur du thé en vitamine B2 (riboflavine) est relativement élevée, soit 1,3 mg sur 100 g de thé. Une tasse de thé en contient environ 0,02 mg et une consommation de 10 g de thé répond déjà au besoin de l'organisme en vitamine B2. Celle-ci participe à la réaction d'oxydoréduction de l'organisme et intervient dans les fonctions de la rétine pour traiter certaines affections oculaires comme kératite et conjonctivite.

La teneur du thé en vitamine B3 (nicotinamide) est égale à celle en vitamine B2, soit 1,3 mg sur 100 g de thé. La quantité apportée par 10 g de thé représente environ 1,4 à 6,0 % du besoin journalier de l'organisme. La vitamine B3 est capable de renforcer le métabolisme lipidique de l'organisme.

La vitamine B5, appelée aussi acide pantothénique, est un constituant de certains coenzymes du système d'oxydation de l'organisme. C'est la vitamine du groupe B dont la proportion est la plus élevée dans le thé : il y en a 5 à 7,5 mg pour 100 g de thé fini et une tasse de thé en contient 0,12 à 0,13 mg. Une consommation de 10 g de thé apporte plus de 5 % du besoin journalier de l'organisme.

La vitamine B11 (acide folique) participe à la synthèse du nucléotide de l'organisme et joue un rôle important pour renforcer le métabolisme lipidique. Sa proportion dans le thé n'est pas élevée : 0,08 mg sur 100 grammes. En dépit de cela, une consommation de 10 g de thé apporte plus de 10 % du besoin journalier en vitamine B11 de l'organisme.

D'autres vitamines du groupe B ont aussi une proportion assez élevée dans le thé, tel que l'inositol. Il existe, sur 100 g de thé, 1 mg d'inositol qui agit dans la prévention de la cirrhose, de l'artériosclérose, du foie gras et du dépôt artétiel de cholestérol.

En plus, le thé contient environ 0,008 mg/g de biotine, principe vitaminique du groupe B.

Vitamine E

La vitamine E protège contre la sénescence et le cancer. Elle permet d'inhiber l'athérosclérose et d'équilibrer le métabolisme lipidique. Elle existe surtout dans les tissus de feuilles de thé. Et 100 g de thé en contiennent environ 24 à 80 mg. Mais en tant que vitamine liposoluble, elle est extraite à une basse proportion en infusion.

Vitamine K

Un gramme de thé fini contient 300 à 500 unités de vitamine K et une consommation de 10 g de thé répond déjà au besoin quotidien de l'organisme. La vitamine K fait baisser la tension artérielle et fortifie les vaisseaux sanguins.

Vitamine A

La vitamine A (β-carotène) permet de prévenir la cécité nocturne et la cataracte et a une action anticancéreuse. On a rapporté qu'elle produisait un effet remarquable dans la prévention du cancer des poumons. L'absorption de 4 mg de vitamine A par jour permet de réduire de façon spectaculaire la prévalence du cancer des poumons. Les feuilles fraîches de théier sont très riches en vitamine A. Cependant, 30 à 50 % de celle-ci sont perdus au cours du traitement de thé, notamment de thé noir. 100 grammes de thé fini en contiennent environ 7 à 20 mg. C'est une vitamine liposoluble, qui entre dans l'infusion du thé avec l'huile aromatique contenue dans celui-ci.

Vitamine U

La vitamine U intervient dans la prévention de l'ulcère du tube digestif. 100 grammes de thé fini contiennent 20 à 25 mg de vitamine U.

2.11. Substances aromatiques

Les substances aromatiques du thé sont des éléments volatils. Peu importantes en poids (0,005 à 0,03 % du thé séché), elles comprennent plus de 500 variétés, qui, combinées de telle ou telle façon, produisent des odeurs parfumées très variées, à une intensité très différente les unes des autres. Certains éléments aromatiques, bien que minimes en poids, jouent un rôle très important dans les odeurs et goûts du thé. En 1988, Monsieur Yamanisi Misao, biochimiste japonais très connu, a réussi à séparer d'un thé oolong de première qualité un composé chimique au parfum de jasmin, qui est 400 fois plus fort que celui qu'on extrait des fleurs de jasmin!

L'odeur parfumée qu'on sent en buvant du thé ne vient point d'un seul élément aromatique, mais plutôt d'une centaine de composés aromatiques, mélangés selon une certaine proportion. Les études sur les substances aromatiques contenues dans le thé ont été effectuées pour la première fois en 1916 par un savant hollandais, qui est parvenu à séparer le salicylate de méthyle du thé Assam, produit local indonésien. Par la suite, les chercheurs anglais, japonais, indiens, américains, russes, indonésiens, srilankais et chinois se sont lancés dans les recherches. Depuis 1960, avec le développement des techniques et des appareils de microanalyse, telles que chromatographie gazeuse, chromatographie en phase liquide, spectrographe de masse et spectrophotomètre infrarouge, on a obtenu de grands progrès dans les études des substances aromatiques contenues dans le thé.

Jusqu'à présent, plus de 500 substances aromatiques ont été découvertes, dont 50 dans le thé vert, 320 dans le thé noir et 120 dans le thé oolong. De par leur nature, ces 500 substances peuvent se regrouper dans les catégories suivantes : alcools, aldéhydes, cétones, acides, esters, lactones, phénols, furannes, thiophènes, pyrroles, pyridines, pyrazines, hydrocarbures, amines, composé azoteux et composé soufré. Dans les feuilles fraîches, ce sont les alcools qui prédominent. Dans le thé vert, ce sont surtout les alcools, hydrocarbures et cétones. Dans le thé noir, sont présents en particulier alcools, aldéhydes, cétones et esters.

Enfin, dans le thé oolong, il y a plus d'alcools, d'aldéhydes et de cétones que d'autres. La combinaison de différentes catégories et de différentes quantités de substances aromatiques produit une très grande variété de goûts et d'odeurs.

2.12. Saponosides

On avait rapporté l'existence des saponosides dans le thé en 1938. Mais ce n'est qu'en 1966 que leur composition et structure ont été définies. Le thé n'en contient que 0,07 % environ. Mais on considère que le goût frais du thé vert et l'effervescence produite en infusion y sont liés. Les recherches pharmacologiques montrent que les saponosides du thé jouent un rôle antiinflammatoire, anticancéreux et bactéricide.

La composition ou saponoside dans les feuilles de thé est différente de celle dans les graines de thé. Ces dernières en contiennent environ 0,3 % et servent de surfactant dans la production de shampooing et de protecteur de crevettes bouquets géantes.

Le tableau suivant résume les éléments fonctionnels contenus dans le thé et leur rôle :

Eléments fonctionnels	**Teneur (sur 100g de thé séché)**	**Rôle**
β-carotène	7 à 20 mg	Prévention ou contre la cécité nocturne, cataracte ; anticancer
Vitamine B	8 à 13 mg	Prévention contre la cécite ; prévention ou contre dermatose ; maintien de l'équilibre du système nerveux
Vitamine C	100 à 250 mg	Antiscorbut ; prévention ou contre anémie
Vitamine E	20 à 80 mg	Antisénescence ; inhibition d'athérosclérose ; antioxydation ; équilibre du métabolisme lipidique
Vitamine K	300 à 400 mg	Fortification des vaisseaux sanguins, réduction de la tension artérielle
Vitamine U	20 à 25 mg	Prévention des ulcère du tube digestif
Catéchine	10 à 20 %	Antioxydation ; anticarie ; anticancer ; antimutation ; antivirus ; inhibition d'athérosclérose ; abaissement de la tension artérielle et inhibition de l'absorption lipidique ; désodorisation
Caféine	2 à 4 %	Excitation des centres nerveux ; diurèse ; renforcement de la fonction cardiaque
Chlorophylle	0,6 à 1,2 %	Désodorisation
Fibres gros	10 à 20 %	Aide à la digestion ; diminution de cholestérol dans le sang
Polyses	0,1 à 0,2 %	Abaissement de la glycémie ; traitement du diabète
Flavanomes	0,6 à 0,7 %	Diminution de la tension artérielle ; désodorisation ; augmentation de l'élasticité des vaisseaux sanguins

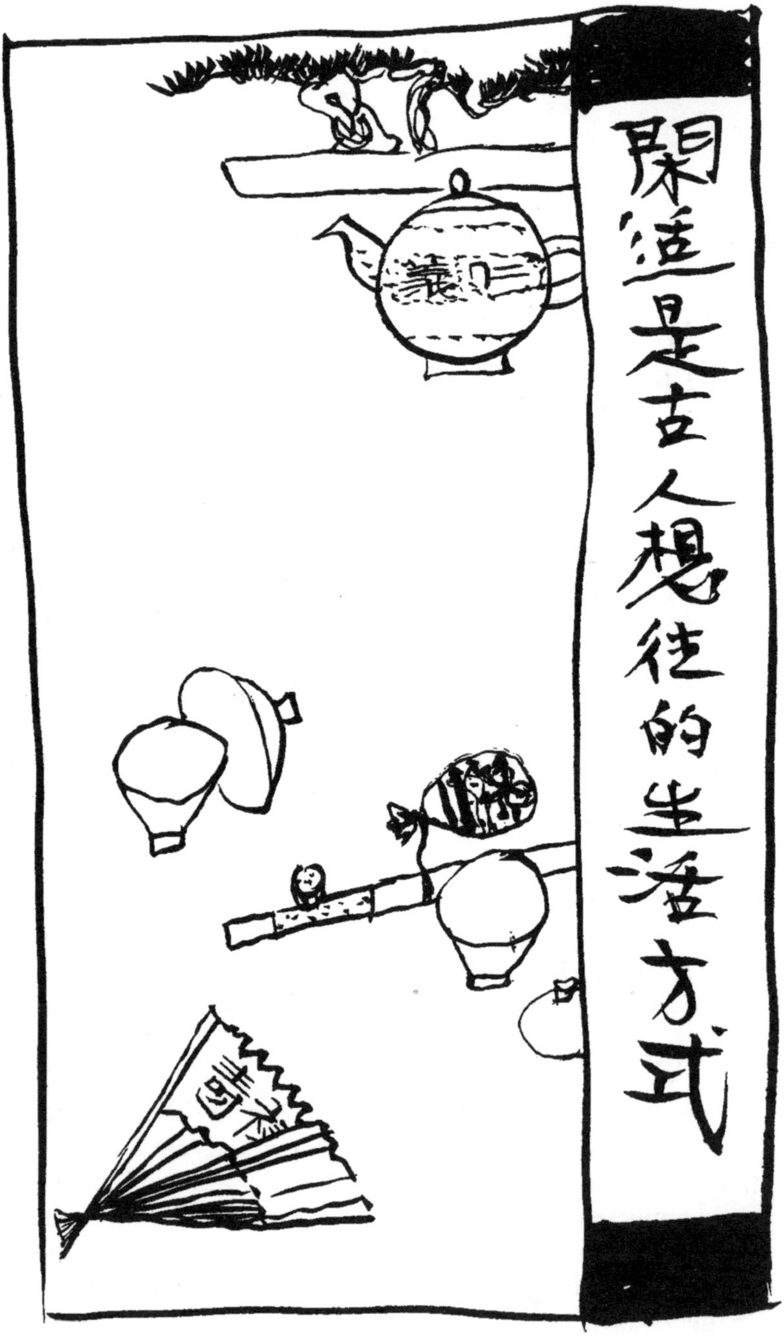

Les anciens Chinois rêvaient d'une vie paisible

III. FONCTIONS HYGIÉNIQUES ET EFFETS THÉRAPEUTIQUES DU THÉ

L'action positive du thé sur la santé est connue en Chine depuis des millénaires. Des recettes pour traiter des maladies avec le thé sont repondues dans les ouvrages classiques de médecine traditionnelle chinoise. Selon M. Lin Qianliang, professeur à l'Institut de médecine traditionnelle chinoise du Zhejiang, le thé est doté au moins de 61 fonctions hygiéniques et a un effet thérapeutique pour 20 maladies. De nombreuses recherches effectuées depuis les années 80 et avec des méthodes biochimique, pharmacologique, physiologique et pathologique soulignent le rôle actif que joue le thé pour la santé. En voici les principales fonctions.

3.1. Augmenter la production du liquide organique pour étancher la soif et rafraîchir

Le fait est connu de tout le monde que le thé désaltère. Une tasse de thé, notamment de thé vert, suffit souvent à faire saliver et étancher la soif, même en plein été. C'est non seulement parce que cela apporte de l'eau à l'organisme qui en a besoin, mais que les polyphénols, les glucides libres, les aminoacides, la vitamine C et les saponosides contenus dans le thé qui se mélangent à la salive de la bouche et en augmentent la sécrétion, permettent également d'humidifier la cavité buccale, de ressentir une sensation de rafraîchissement et d'apaiser ainsi la soif. Car en fin de compte, considérée du point de vue physiologique, la soif n'est qu'une sensation de sécheresse qu'on a dans la bouche et dans la gorge au moment où la sécrétion salivaire diminue. En plus, le peu d'acide organique et la vitamine C du thé stimulent la muqueuse buccale, promouvant ainsi la sécrétion salivaire.

D'autre part, les substances aromatiques contenues dans le thé emportent une certaine quantité de chaleur en se volatilisant, ce qui produit une sensation de rafraîchissement dans la bouche. Enfin, la diurèse produite par la caféine fait disparaître une grande quantité de chaleur, permettant d'abaisser la température. Ainsi le rôle qu'a le thé de désaltérer et de produire du liquide organique n'est semblable à celui de nulle autre boisson. Ces dernières, qui ne permettent d'abaisser la température et de désaltérer qu'à titre temporaire, ne peuvent pas faire aboutir à un équilibre de la température. On a effectué, à l'aide d'un enregistreur infrarouge de la température, une expérience destinée à déterminer l'incidence du thé sur la température et il en a résulté que la température baissait de 1 à 2 °C 9 minutes après avoir bu du thé chaud et qu'elle remontait au niveau initial au bout de 15 minutes.

3.2. Diurèse et détoxication

Les feuilles de thé contiennent des alcaloïdes comme caféine, théophylline et théobromine (2,5 à 5,0 %), qui sont diurétiques, car elles permettent d'augmenter le nombre d'ions sodique et d'ions chlore dans l'urine en inhibant la réabsorption rénale. Ces alcaloïdes interviennent aussi pour exciter le centre nerveux, relaxer directement les vaisseaux rénaux, augmenter le débit sanguin dans le rein et, par là, augmenter le taux de filtration glomérulaire. D'autre part, les flavonols contenus dans le thé tel que quercétine renforcent davantage la diurèse en tant que facteur synergique. En plus, l'absorption et la digestion des glucides libres augmentent la pression osmotique du sang et promeuvent la pénétration de l'eau dans le sang. Or, l'augmentation du volume sanguin favorise la diurèse. Le thé contient d'ailleurs un composé chimique intitulé acide dithio - 6,8 - octanoïque, qui est diurétique et antiémétique.

La détoxication que le thé revêt est due à la caféine et aux polyphénols qui y sont contenus, car l'acide tannique, combiné avec du métal lourd ou des alcaloïdes, forme des sédiments. Voilà le mécanisme de détoxication qui a lieu dans le corps humain. Le thé fait aussi réagir certains éléments métaux lourds (par exemple le plomb, le zinc, l'antimoine, le mercure etc...) qui sont dans l'eau et qui seront expulsés hors du corps avec l'urine. Au Japon, on a fait une expérience qui consiste à traiter le thé vert avec de l'aldéhyde formique. Le thé traité de cette façon voit augmenter sa capacité absorptive sur les métaux lourds et s'utilise alors pour le traitement d'eaux usées et la stérilisation d'eau potable. Il est souvent indispensable à ceux qui travaillent à la transformation mécanique ou au cisaillement d'inspirer des poudres de métaux lourds et la consommation de thé permet dans un certain sens d'accélérer l'expulsion du corps de ces ions métalliques, ce qui est bénéfique à la santé.

Prendre une tasse de thé fort après avoir bu de l'alcool, est l'un des moyens auxquels on a le plus souvent recours pour atténuer l'action de l'alcool. Quand on a trop bu, l'écorce cérébrale est en état paralytique, d'où le sommeil, alors que la caféine et les polyphénols du thé qui l'excitent et le réveillent, résistent à l'inhibition causée par l'alcool, atténuant ainsi son action. Les feuilles de thé, en particulier celles de thé vert, sont très riches en vitamine C qui est indispensable au foie pour la décomposition de l'alcool. L'alcoolisme est souvent dû à la carence en vitamine C, car dans ce cas-là, s'abaisse la capacité qu'a le foie de décomposer l'alcool en eau et gaz carbonique. D'autre part, le thé favorise l'élimentation de l'alcool grâce à l'action tonicardiaque et diurétique de la caféine. En Chine comme au Japon, l'habitude est conservée jusqu'à aujourd'hui de se servir du thé pour atténuer l'action alcoolique.

Il est connu de tous que les cigarettes nuisent gravement à la santé. En Chine, le nombre de fumeurs de plus de 15 ans est estimé à 300 millions, à savoir un tiers de la population de cette tranche d'âge. Et les fumeurs dits passifs sont encore plus nombreux. Les expériences effectuées aux Etats-Unis montrent que fumer une cigarette fait réduire 25 mg de vitamine C qui se trouve dans le corps et que la concentration de vitamine C dans le sang des fumeurs est nettement inférieure à celle des non-fumeurs. Cette concentration baisse de 25 % chez un fumeur qui consomme moins d'un paquet par jour et de 40 % chez celui qui fume plus d'un paquet par jour. Evidemment, fumer fait perdre de la vitamine C, que le thé peut apporter à l'organisme.

D'ailleurs, une cigarette allumée dont la température locale s'élève à 100 à 1000 °C peut produire environ 4000 composés parmi lesquels la nicotine et le goudron, qui portent le plus préjudice à la santé. Le goudron contient en effet de la nitrosamine diméthylique et d'autres forts carcinogènes. Selon les rapports de l'Organisation mondiale de la Santé, 90 à 95 % des cancers du poumon et 75 à 80 % des maladies pulmonaires obstructives chroniques qui affectent les hommes des pays en voie de développement sont dus au tabac.

Les résultats des recherches montrent que des sédiments sont formés grâce à la combinaison des polyphénols contenus dans le thé et des composés nuisibles produits par l'action de fumer. En plus, les polyphénols servent à inhiber les lésions causées par l'action de fumer. Les extraits de thé, ajoutés au tabac, se montrent très efficaces pour atténuer l'action de la nicotine. D'autre part, la consommation de thé permet d'accélérer la dégradation de la nicotine qui a déjà pénétré dans le corps. Cela a déjà été prouvé par les expériences menées dans la province du Jiangxi en Chine en 1993, qui montrent que la consommation de thé fait augmenter de 65 % le taux de dégradation de la nicotine.

Au Japon et en Corée du Sud, on met des extraits de thé dans les filtres de cigarettes afin de réduire les risques causés par les cigarettes au maximum tout en mettant en œuvre la capacité qu'a le thé d'absorber les substances néfastes. Il est donc conseillé aux fumeurs de boire du thé.

3.3. VIVIFIER L'ESPRIT ET REVIGORER

Que le thé vivifie l'esprit et revigore fait déjà partie des connaissances de la vie courante en Chine. Après un travail dur, une tasse de thé vous revigore et soulage les fatigues. Durant un travail intellectuel, une tasse de thé rend plus vif l'esprit et augmente le rendement de travail. Dans les temples bouddhistes, somnoler au moment de psamidies des prières est l'un des plus grands tabous que les bonzes et les bonzesses ne doivent jamais violer. Pour remonter et chasser le sommeil, ils se servent du thé. Voilà pourquoi, autour d'un temple, ou cultive souvent le thé et les bonzes et les bonzesses prennent beaucoup de thé. On a fait une expérimentation pour déterminer le pouvoir sportif des rats, notamment leur endnance en natation et leur mémoire dans les labyrinthes. Il en résulte que les rats qui ont bu du thé ont une efficacité sportive plus grande et une mémoire plus forte que les autres.

Quel est alors le mécanisme du thé pour vivifier l'esprit et de revigorer ?

Le cerveau humain comporte environ 14 milliards de neurones dont les activités fonctionnelles sont assurées par les glucides et l'oxygène et qui ont pour source énergétique l'adénosine-triphosphate (ATP). Et ce dernier a comme matière première l'acide adénylique. Or, la caféine dont le thé est riche et favorable à l'augmentation d'acide adénylique, d'où est originaire l'adénosine-triphosphate, ce qui garantit l'existence et l'activité des cellules nerveuses du cerveau. Cela explique pourquoi le thé permet de chasser le sommeil, de soulager les fatigues, de vivifier et concentrer l'esprit.

Si le thé permet de soulager les fatigues, c'est aussi grâce à sa fonction diurétique. Les fatigues sont dues à l'acide lactique qui se produit en masse lors du métabolisme des muscles et des cellules du cerveau. La production excessive d'acide lactique entraîne une courbature dans les muscles et un affaiblissement de la capacité de pensée, et le thé, doté d'une fonction diurétique, favorise l'expulsion hors du corps d'acide lactique, permettant ainsi de se remettre des fatigues.

De plus, la caféine contenue dans le thé fait augmenter la réaction conditionnelle et par là, le rendement du travail.

3.4. Prévenir les caries dentaires

Les caries dentaires, les maladies cardio-vasculaires et les cancers sont considérés comme les problèmes de santé les plus courants par l'Organisation mondiale de la Santé. Avec l'augmentation des aliments sucrés, l'incidence des caries dentaires monte et atteint en Europe et en Amérique du Nord plus de 90 % des habitants. En Chine, selon les statistiques des années 80, l'incidence des caries dentaires est de 40,5 % en moyenne chez les habitants des villes et de 29,7 % à la campagne. Dans de nombreuses régions, 80 à 90 % des enfants d'âge scolaire sont atteints de carie dentaire.

La carie est due à l'attaque des microbes, notamment d'un certain streptocope métamorphosé. Dans les cas normaux, comme la charge électrique portée par l'émail dentaire et celle portée par les microbes sont toutes les deux positives et se repoussent l'une l'autre, il est difficile aux microbes d'adhérer à la surface des dents. Mais le streptocope métamorphosé sécrète un enzyme intitulé glucosyle-transférase, qui fait convertir en dextrane la α-amylase de la bouche. Or, le dextrane qui porte une charge électrique négative est susceptible d'adhérer à l'émail dentaire et fait changer la nature de la charge électrique de ce dernier. Alors, le streptocope métamorphosé peut y adhérer et prend le dextrane comme source nutritive pour former des plaques bactériennes. En même temps, il sécrète de l'acide lactique, qui est originaire de la carie.

Il fut inscrit dans les ouvrages datant de la Dynastie des Song (960 à 1279) que le thé permettait de prévenir la carie dentaire. Et les recherches de la médecine moderne le confirment en apportant des preuves.

En Chine, dans la province du Hunan, une expérience a été exécutée auprès de 2000 élèves sur la prévention du thé contre la carie. Il en résulte que la consommation quotidienne d'une tasse de thé fait baisser l'incidence des caries dentaires de 40 à 51 %. D'autre part, une enquête a été menée auprès de 1820 buveurs de thé et de 1444 non-buveurs de thé. Ceux qui sont atteints de caries dentaires représentent 65,1 % du premier groupe alors que cette proportion est de 80,96 % dans le second groupe.

Au Japon, a été faite auprès des enfants d'âge scolaire une expérience du même type, qui démontre que la consommation quotidienne de 100 ml d'infusion de thé (contenant un gramme de thé) se montre déjà très efficace pour prévenir les caries dentaires. En 1992, les Japonais ont effectué sur les rats blancs une expérimentation de simulation, dont le résultat montre que l'alimentation contenant des polyphénols extraits de thé à 0,1 à 0,5 % fait nettement baisser l'incidence des caries dentaires chez les rats et que quand cette proportion est de 0,1 %, les plaques cariées diminuent de 40 %.

Pourquoi le thé permet-il de prévenir la carie dentaire ?

Le théier est une des plantes les plus riches en fluor du globe. La proportion de fluor y est de dix jusqu'à des centaines de fois plus élevée que dans les plantes en général. La condition des dents est étroitement liée au fluor. Les dents sont recouvertes d'une couche blanchâtre et brillante appelée «émail». L'émail est un tissu dur, renfermant 97 % d'éléments minéraux dont surtout l'hydroxyapatite.

La composition de l'hydroxyapatite pure est $Ca_{10}(PO_4)_6(OH)_2$. Quand le PH est inférieur à 5,2 dans la cavité buccale, l'hydroxyapatite devient soluble, d'où la libération des ions de calcium et de différents radicaux de phosphate. Ce processus est dit en médecine la «déminéralisation». Et les dents déminéralisées sont sujettes à la carie. Mais quand, dans la cavité buccale, la concentration d'ions de calcium, de fluor et de radicaux de phosphate augmente, ils se rassemblent à l'endroit où il y a solubilité d'hydroxyapatite pour former des sédiments. Ce phénomène est appelé en médecine la «reminéralisation». La déminéralisation et la reminéralisation de l'émail dentaire sont des réactions biologiques bi-directionnelles qui ont lieu en même temps dans la bouche. Lorsque les ions de fluor prennent contact avec la surface émaillée des dents, ils substituent les hydroxyles de l'hydroxyapatite de sorte que celle-ci devienne fluorapatite, qui est dotée d'une forte capacité antiacide. Evidemment, les ions de fluor favorisent la reminéralisation, augmentent la dureté de l'émail dentaire et renforcent sa capacité antiacide.

Vu cette fonction de fluor, dans de nombreux pays, on en ajoute une certaine quantité à l'eau courante. Cependant, un usage excessif de fluor provoquera la fluorose dentaire. Par conséquent, tous les pays appliquent une réglementation rigoureuse sur la proportion maximale autorisée de fluor dans l'eau courante. Cette proportion est fixée à 1,0 mg/litre par l'Organisation mondiale de la Santé, à 0,8 mg/litre au Japon, à 0,6 à 1,7 mg/litre aux Etats-Unis, à 1,0 mg/litre en France, à 1,5 mg/litre en Russie et à 1,0 à 1,5 mg/litre en Indonésie.

En Chine, au Japon et en Corée du Sud, on ajoute du suc entrait de vieilles feuilles de thé à la dentifrice et obtient un bon résultat dans la prévention de la carie dentaire. A l'Université de médecine de la province du Zhejiang en Chine, une expérience clinique a été effectuée de 1984 à 1987 auprès de 988 élèves en utilisant du suc de feuilles de thé dans la dentifrice et en en comparant le résultat à celui obtenu avec le monofluorophosphte de sodium : l'incidence des caries dentaires diminuait de 43,8 % dans le groupe au monofluorophosphate de sodium et de 93 % dans le groupe au thé. La même expérience a également montré que le résultat était nettement meilleur pour la prévention des caries dentaires en utilisant le suc de thé qu'un composé fluoré qui a une concentration identique. Cela amène a supposer qu'il y aurait dans le thé d'autres éléments que fluor qui sont anticarie. Au Japon, on a fait une expérience semblable et obtenu un même résultat.

Les recherches de ces dernières années permettent de constater que les polyphénols contenus dans le thé jouent également un rôle anticarie. En voici le mécanisme :

Premièrement, ils tuent ou inhibent les microbes cariogènes. Une expérience menée au Japon en 1991 montre que les différentes catéchines exercent une inhibition plus ou moins forte sur les streptocoques métamorphosés.

Deuxièmement, ils inhibent l'adhésion des microbes cariogènes à la surface dentaire : les catéchines à proportion de 0,25 à 0,5 % réduisent l'adhésivité des microbes à la surface dentaire de plus de 40 %.

Troisièmement, les catéchines inhibent l'activité des glucosyles-transférases. Comme nous l'avons dit plus haut, les glucosyles-transférases sécrétées par les microbes cariogènes peuvent convertir la sucrose qui se trouve dans la cavité buccale en dextrane, ce qui constitue la condition préalable pour que les microbes cariogènes puissent adhérer aux dents. Une fois l'activité des glucosyles-transférases inhibée, l'adhésion des microbes aux dents devient difficile, sinon impossible. De façon générale, une tasse de thé qui renferme 50 à 100 mg de polyphénols suffit à inhiber l'activité des microbes cariogènes sur la surface des dents.

La conclusion de la discussion ci-dessus est que l'effet anticarieux du thé est dû aussi bien au fluor qu'aux polyphénols qui sont y contenus.

3.5. Faciliter l'immunité

L'organisme humain est doté d'une propriété immunitaire qui développe des moyens spécifiques de défense contre un agent pathogène extérieur. Le fonctionnement du système de défense immunitaire est assuré d'abord par les immunoprotéines qui distinguent les différents facteurs infectieux et ensuite par les globules blancs (leucocytes) et les lymphocytes qui, en élaborant des anticorps et des macrophages, exercent leur fonction phagocytaire.

Le thé permet non seulement d'augmenter le nombre et de renforcer l'activité des globules blancs et des lymphocytes de l'organisme, mais également de promouvoir la formation de leukines dans les cellules de la rate, favorisant ainsi l'immunité. On a constaté après une expérience effectuée à l'Institut de recherches oncologiques Zhongshan en Chine que les souris nourries par des extraits de thé à concentration de 20 à 80 mg/kg voient s'améliorer leur fonction immunologique cellulaire. Une autre expérience qui consiste à donner à manger du thé aux souris (100 mg/kg/jour) montre que, d'une part, le nombre de cellules de la rate augmente de façon remarquable et, d'autre part, que la fonction phagocytaire des macrophages est nettement renforcée.

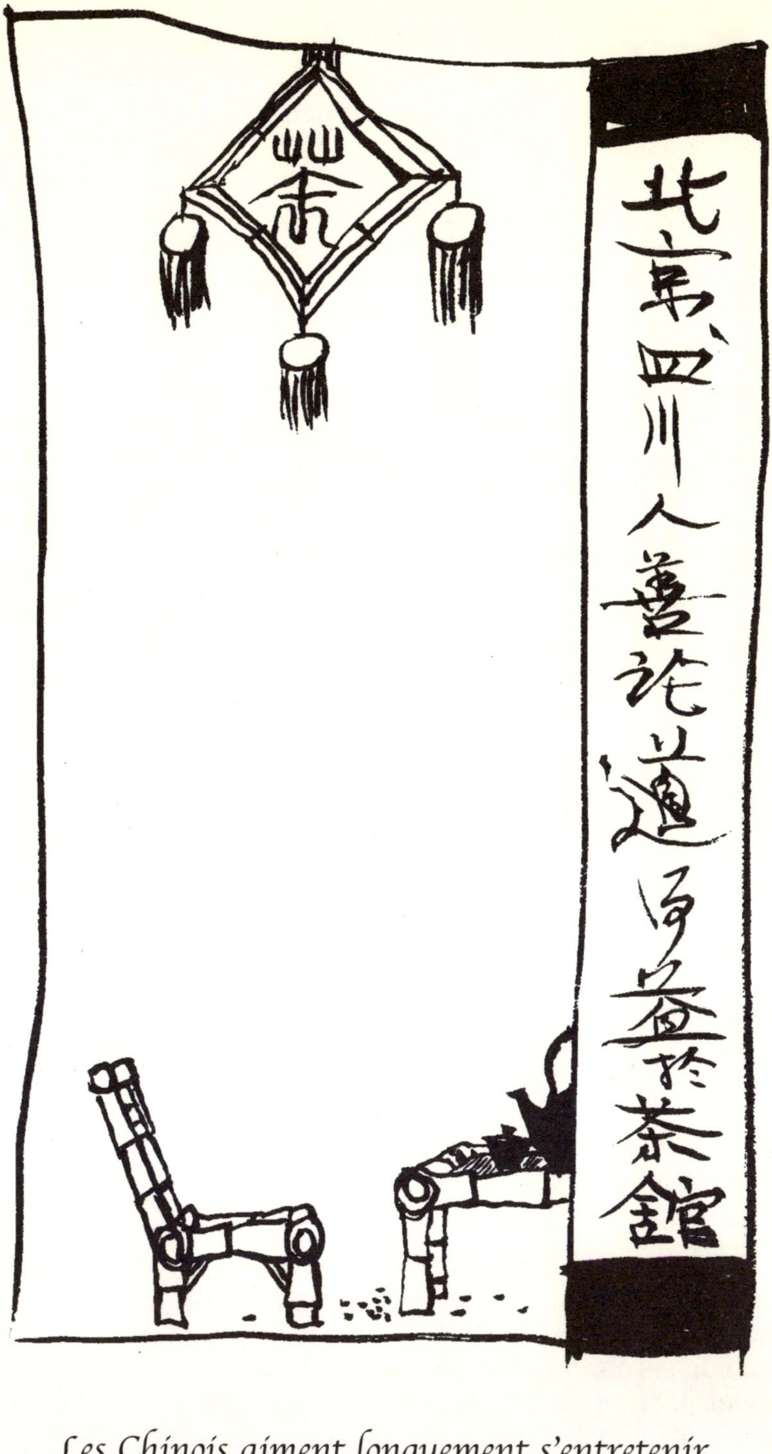

Les Chinois aiment longuement s'entretenir
dans le salon de thé

Le mécanisme immunitaire de l'organisme humain est étroitement lié aux faunes microbiennes de l'appareil digestif. Dans le tube digestif d'un adulte, il y a environ cent mille milliards de micro-organismes parmi lesquels les microbes utiles et les microbes néfastes. Les micro-organismes n'existent pas dans le foetus et ne commencent à s'accroître rapidement qu'à partir de l'allaitement. Par la suite, leur nombre reste toujours très important. La condition de l'appareil digestif dépend du rapport entre les micro-organismes utiles et les néfastes ; celui-ci est changeant. Les micro-organismes néfastes peuvent désintégrer les substances nutritives qui se trouvent dans les intestins pour produire des substances nuisibles comme l'ammoniac, la toxamine, l'indole, les phénols et le mercaptan. En plus, au moment où le nombre de microbes néfastes comme les colibacilles anaérobies, les staphylocoques et les salmonelles devient assez important, on peut attraper des maladies du tube digestif.

Par contre, certains micro-organismes utiles aident à la formation, dans le tractus intestinal, des substances nutritives comme la vitamine du groupe B, l'acide folique etc, et à l'absorption de ces substances par l'organisme. Une fois que le nombre de ces microbes utiles est assez important, ceux-ci sécrètent de l'acide lactique et de l'acide acétique de manière à inhiber la prolifération des microbes néfastes et à prémunir contre certaines maladies. Les microbes utiles jouent un rôle très important pour protéger le foie, le cerveau et le cœur, car ils assurent le péristaltisme normal du tractus intestinal et expulsent à temps des substances nuisibles comme la toxamine, le scatole et le sulfure d'ammoniac.

D'autre part, les micro-organismes utiles permettent de réduire les substances cancérogènes telle que la nitrosamine et de vivifier les phagocytes, augmentant ainsi la capacité anticancéreuse de l'organisme. Dans un certain sens, le nombre de micro-organismes utiles dans le tube digestif traduit l'immunité et la condition sanitaire d'un être humain.

Les microbes utiles prédominent dans le tube digestif d'un nourrisson, car ils représentent environ 95 % du nombre total des microbes. Mais au fur et à mesure qu'on avance en âge, cette prédominance diminue : chez un adolescent, ils ne représentent plus qu'environ 15 % du total alors que chez une personne de plus de 50 ans, cette proportion descend jusqu'à 5 % seulement. La réduction des micro-organismes utiles entraînera des conséquences négatives pour l'immunité du tube digestif. Or, le thé favorise la prolifération de ces micro-organismes dans l'appareil digestif et en même temps, inhibe ou tue les microbes néfastes, de manière à améliorer le rapport entre les micro-organismes utiles et les néfastes et à faciliter l'immunité de l'organisme contre les maladies du tractus intestinal.

3.6. Ralentir la sénescence

Avec les progrès sociaux et le développement scientifique et technique, l'espérance de vie n'a cessé d'augmenter. La constitution physique de l'être humain s'est fortifiée grâce à l'amélioration de la structure alimentaire et l'élévation du niveau nutritionnel. Mais d'un autre côté, la pollution de l'environnement et de l'alimentation, due également à la croissance industrielle, menace la santé humaine. Alors, on souhaite vivre toujours plus vieux et en bonne santé de par une meilleure gestion de l'environnement et une amélioration de la structure alimentaire.

En Chine, la durée moyenne de vie était de 18 ans sous la Dynastie des Xia et des Shang (21e à 11e siècle av. J.C.), 20 ans sous la Dynastie des Qin (221 à 207 av. J.C.), 22 ans sous la Dynastie des Han Orientaux (25 à 220), 27 ans sous la Dynastie des Tang (618 à 907), 30 ans sous la Dynastie des Song (960 à 1279), 33 ans sous la Dynastie des Qing (1644 à 1911), 35 ans avant 1949, 57 ans en 1957, 68 ans en 1981 et 69 ans en 1985 (67 ans pour les hommes et 71 ans pour les femmes). A Taïwan, la durée moyenne de vie était en 1970 de 66 ans pour les hommes et 71 ans pour les femmes et en 1986, elle s'est élevée à 71 ans pour les hommes et à 76 ans pour les femmes.

La prolongation de la durée de vie est due au progrès social qui a éliminé la famine et a amélioré le niveau nutritionnel. Du point de vue de la médecine moderne, une structure alimentaire plus raisonnable permettrait de prévenir de nombreuses maladies fréquentes, de lutter contre la sénescence et de favoriser la longévité. Par exemple, la consommation importante et fréquente de fruits et de légumes est un moyen efficace de lutter contre le vieillissement. Le fait que dans beaucoup de pays développés, l'espérance de vie a considérablement augmenté est considéré comme lié à la structure alimentaire.

Au Japon par exemple, la durée moyenne de vie était en 1985 de 74,59 ans pour les hommes et de 80,75 ans pour les femmes. Il est estimé qu'elle atteindra 77,79 ans pour les hommes et 84,53 ans pour les femmes en l'an 2000 et ces chiffres s'élèveront respectivement à 78,86 et 85,95 en 2010. Un concours de longévité par district a placé l'île Okinawa au premier rang avec la durée moyenne de vie de 76,34 ans pour hommes et 83,70 ans pour les femmes en 1985, soit 3 ans de plus que la moyenne nationale.

A la même période, dans le district Sizuoka, réputé aussi pour la longévité, la durée moyenne de vie était de 75,48 ans pour les hommes et 81,37 ans pour les femmes, soit un an de plus que la moyenne nationale. Cette espérance de vie plus élevée que la moyenne est due, selon les résultats de recherches, à une grosse consommation de thé dans ce district. D'autre part, certaines enquêtes menées au Japon montrent que dans les régions productrices de thé, on a beaucoup plus de chances de rencontrer des centenaires.

La lutte contre la sénescence fait l'objet de nombreuses études dans le monde d'aujourd'hui. Quelles sont les causes de la sénescence? Certains considèrent qu'une des causes les plus importantes est la quantité excessive de radicaux libres. Qu'est-ce que le radical libre ? Il s'agit d'une substance produite lors de la respiration et du métabolisme qui consomme sans cesse de l'oxygène.

Dotée d'une forte activité, le radical libre est de nature très vive, bien agressive et qui joue un rôle d'oxydant direct ou indirect. Une fois élaboré, il provoque une réaction vicieuse en chaîne dans l'organisme. Elle attaque tout d'abord l'acide gras non saturé pour produire un radical libre lipidique, qui, ensuite, attaque à son tour d'autres acides gras non saturés et les oxyde, nuisant ainsi aux macromolécules biologiques et toutes sortes de constituants cellulaires.

Le radical libre peut également provoquer une peroxydation lipidique, porter un certain préjudice aux membranes biologiques, aux artérioles ou au centre nerveux et détériorer la structure et la fonction cellulaire. Ce processus vicieux produirait aussi un composé chimique, qui polymérise des macromolécules originellement indépendantes l'une de l'autre en ce qu'on appelle lipofuscines. Les dépôts de lipofuscines sur la peau forment les soi-disantes plaques séniles. Ces dépôts peuvent se produire non seulement sur la peau, mais aussi dans les viscères, ce qui accélère le vieillissement de ces derniers.

L'organisme humain, en particulier celui d'un adolescent, est doté d'un système de défense qui sert à maintenir un équilibre entre la production et l'élimination des radicaux libres. En plus, il existe dans le corps humain plusieurs enzymes qui ont pour fonction d'ébouer les radicaux libres une fois qu'ils sont formés. Mais avec l'âge, l'équilibre dynamique entre la production et l'élimination des radicaux libres ne peut plus être maintenu, de sorte qu'il en existe un surplus. Ainsi considère-t-on la sénescence comme une manifestation synthétique du déséquilibre métabolique de radicaux libres.

Le processus de sénescence comprend normalement les étapes suivantes :

- affaiblissement de l'activité des enzymes qui éliminent le radical libre ;

- augmentation de lipidémie ;

- altération du système cardio-vasculaire, perturbation du système nerveux, défaillance de la mémoire, etc... ;

- possibilité de maladies séniles comme la cataracte, le diabète, la coronaropathie et la thrombose cérébrale.

Comme l'excès de radicaux libres constitue une des causes importantes de la sénéscence, il faut les éliminer dès leur apparition. Et les polyphénols contenus dans le thé se montrent très efficaces dans ce domaine. On a effectué une expérience qui consistait à ébouer le radical libre en se servant de l'extrait de thé vert et des polyphénols contenus dans le thé vert. Il en résulte que l'effet éliminatoire du thé est supérieur à celui de la vitamine C ou de la vitamine E (respectivement 98 %, 96 % et 23 %). D'ailleurs, la caféine dont le thé est très riche constitue aussi un très bon éboueur de radical libre.

Une autre cause importante de la sénescence est la peroxydation lipidique susceptible de se produire dans le corps humain. Qu'est-ce que la peroxydation lipidique ? Dans notre vie quotidienne, des graisses comme le lard gras, la graisse végétale etc..., des charcuteries comme le jambon, le porc salé, la saucisse ou des denrées alimentaires qui contiennent de la graisse comme les biscuits, les gâteaux de la lune, les nouilles instantanées, pignons, noix, cacahuètes, graines de melon etc..., ont un goût étrange quand elles sont conservées depuis trop longtemps et produisent une sensation désagréable dans la gorge quand nous les mangeons. C'est que les graisses qui sont contenues dans ces aliments, en particulier les graisses animales, ont subi une peroxydation pour produire du peroxyde.

En Chine, depuis les années 80, on a réussi à extraire de l'antioxydant des feuilles de thé et en l'ajoutant aux aliments oléagineux, à empêcher ou retarder la peroxydation lipidique. Le résultat se montre d'ailleurs meilleur avec l'extrait de thé qu'avec la vitamine E et C ou les autres antioxydants synthétiques (par exemple : BHA, BHT). Les graisses du corps humain sont aussi susceptibles d'être peroxydées. Cette peroxydation résulte de la combinaison d'acide gras non saturé et d'oxygène existant dans le corps. Et les peroxydes qui en sont dérivés peuvent porter atteinte aux membranes cellulaires de l'organisme et provoquer des maladies comme l'anémie, l'artériosclérose et le diabète. Le thé permet d'inhiber la peroxydation lipidique, non seulement à cause des vitamines C et E qu'il renferme et qui sont de forts antioxydants, mais aussi et surtout grâce aux catéchines qui y sont contenues et qui sont dotées d'une plus forte activité antioxydante.

On a exécuté une expérience sur les souris blanches avec un liquide concentré contenant 0,2 mg/ml de polyphénols extraits du thé vert et le taux d'inhibition qu'on a obtenu sur la peroxydation lipidique des membranes cellulaires des globules rouges était de 33 à 35 %. En Chine a été effectuée une autre expérience qui consistait à nourrir les souris blanches de tous les âges avec une petite quantité de feuilles de thé (3 g par kg et par jour). Les graisses peroxydées ont diminué de 23,7 à 41,9 % chez les vieilles souris et de 12,7 à 23,2 % chez les souris adultes. En Chine et au Japon, les polyphénols ou catéchines de thé vert sont déjà utilisés pour produire un adjuvant contre la sénescence.

3.7. Stérilisation et antivirus

Il fut noté dans les ouvrages médicaux datant de l'époque des Tang (618 à 907) et Song (960 à 1279) que le thé pouvait tuer les bactéries. Et il existe de nombreuses recettes au thé destinées à traiter la dysenterie et le choléra.

De façon générale, les bactéries sont tuées dans le suc de thé en moins de 20 heures : 8 à 11 heures pour les bacilles typhiques et dysentériques et 2 heures seulement pour les bacilles cholériques. Jusqu'à présent, les recherches médicales ont révélé que le thé, grâce aux catéchines qui y sont contenues, est capable de tuer certains microbes néfastes à la santé tels que les vibrions cholériques, les staphycoloques dorés, les vibrions parahémolytiques, les bacilles cireux et le monosporium aérophile.

Souvent, une certaine catégorie de thé se montre plus efficace que d'autres pour tuer certains types de microbes. Par exemple, pour les staphylocoques, le thé rouge et le thé Pu'er sont plus efficaces que le thé vert, tandis que pour les vibrions cholériques, le thé vert est plus performant que d'autres thés. Mais pour les bacilles de Yersin de l'entéro-colite, c'est le thé Pu'er qui se montre le meilleur.

Comme le thé permet d'améliorer la structure des micro-organismes du tractus intestinal, de promouvoir la croissance des micro-organismes utiles et de tuer ou inhiber les microbes néfastes, il est mis en œuvre depuis fort longtemps en Chine, en ex-Union soviétique, en Inde et au Japon pour prévenir et traiter les maladies intestinales et d'autres maladies.

Au Japon par exemple, il a été employé dans les années 50 pour traiter la peste. L'effet inhibitif que le suc de thé produit sur les bacilles dysentériques est déterminé par le monde médical comme tout égal à celui du rhizome de coptide, et de loin supérieur à celui du chlorhydrate de berbérine. En ex-Union soviétique, on a utilisé en clinique l'infusion de thé vert très forte pour traiter la dysenterie et la fièvre typhoïde. Résultat : 2 à 3 jours après, les bacilles dysentériques étaient inhibés ; 5 à 10 jours suffisaient à guérir le malade. On a même fait une enquête de post-cure et constaté que 6 mois après, l'effet persistait et la réaction restait négative. Ainsi, avec son effet thérapeutique remarquable, son prix très bas et parce qu'il ne provoque pas d'effets secondaires, le thé était largement utilisé dans l'armée soviétique pour les affections intestinales.

Le thé intervient également dans le traitement d'intoxication alimentaire, car ses constituants utiles l'organisme humain contre l'action nuisible des toxines élaborées par les bactéries comme les vibrions cholériques, les vibrions parahémolytiques et les staphylocoques dorés. Il est donc de coutume, en Chine comme au Japon, de conseiller à ceux qui partent en voyage d'apporter avec eux du thé vert et du thé noir pour se prévenir contre les affections intestinales et l'intoxication alimentaire.

D'ailleurs, il arrive quelquefois que dans les boissons s'introduisent les bacilles anaérobies du botulisme, qui continuent leur prolifération dans les aliments acides dont le PH est inférieure à 4,5 et qui élaborent les toxines nuisibles à l'organisme dans les conditions anaérobies. Comme les spores de ces bacilles sont dotés d'une forte résistance à la chaleur et ne sont tués qu'au bout de 4 minutes sous la haute température de 120°C et que la qualité et la couleur d'une boisson sont nettement dégradées à cette température, le thé, en particulier le thé noir, est souvent employé, et cela grâce à sa fonction antibactérienne. Ainsi sont nées les boissons théières.

Le thé exerce une inhibition non seulement sur les bactéries pathogènes, mais aussi sur les dermatophytes tels que les champignons des teignes céphaloïdes, les champignons des teignes vésiculaires en plaques, les champignons des teignes en dysidroses, et les champignons des teignes rebelles. Il suffit par exemple d'ajouter 1,25 % d'extrait de thé au milieu de culture pour inhiber totalement la croissance des champignons de trichophyton mentagrophytes et d'érythrasma. Pour traiter l'herpès zoster et le psoriasis, on applique du thé réduit en poudre avec son suc à la région atteinte. Enfin, le béribéri peut être guéri en se lavant les pieds avec une infusion forte de thé. Tout cela est dû à la stérilisation et la fongicidité des constituants utiles du thé.

Ce qui intéresse encore davantage le monde médical, c'est la fonction antivirale du thé. Au Japon, aux Etats-Unis et en Chine, il y a eu des rapports d'après lesquels l'extrait de thé peut empêcher l'absorption du virus de la grippe sur les cellules animales, atténuant ainsi son infestation. Dans les ouvrages médicaux de la Chine antique, apparurent de nombreuses recettes au thé destinées à traiter la grippe. En plus, une infusion de thé noir ou de thé brun à concentration de 80 mg/ml permet d'arrêter la diarrhée virale causée par une sorte de rotavirus.

Ce qui attire le plus notre attention, c'est que certains constituants actifs de thé produisent un effet inhibitif sur le virus du S.I.D.A.

Il faut d'ailleurs noter que les constituants utiles de thé, même dans une très faible proportion (0,001 à 0,02 mg/g), exercent une forte inhibition sur le virus et que leur action inhibitive est comparable à celle de certains produits que le monde médical d'aujourd'hui emploie comme contrôle.

Enfin, il est à remarquer que le thé ainsi que ses constituants utiles produit un effet inhibitif non seulement sur le virus animal, mais également sur le virus végétal comme le virus de la mosaïque du tabac, le virus de la mosaïque du concombre etc...

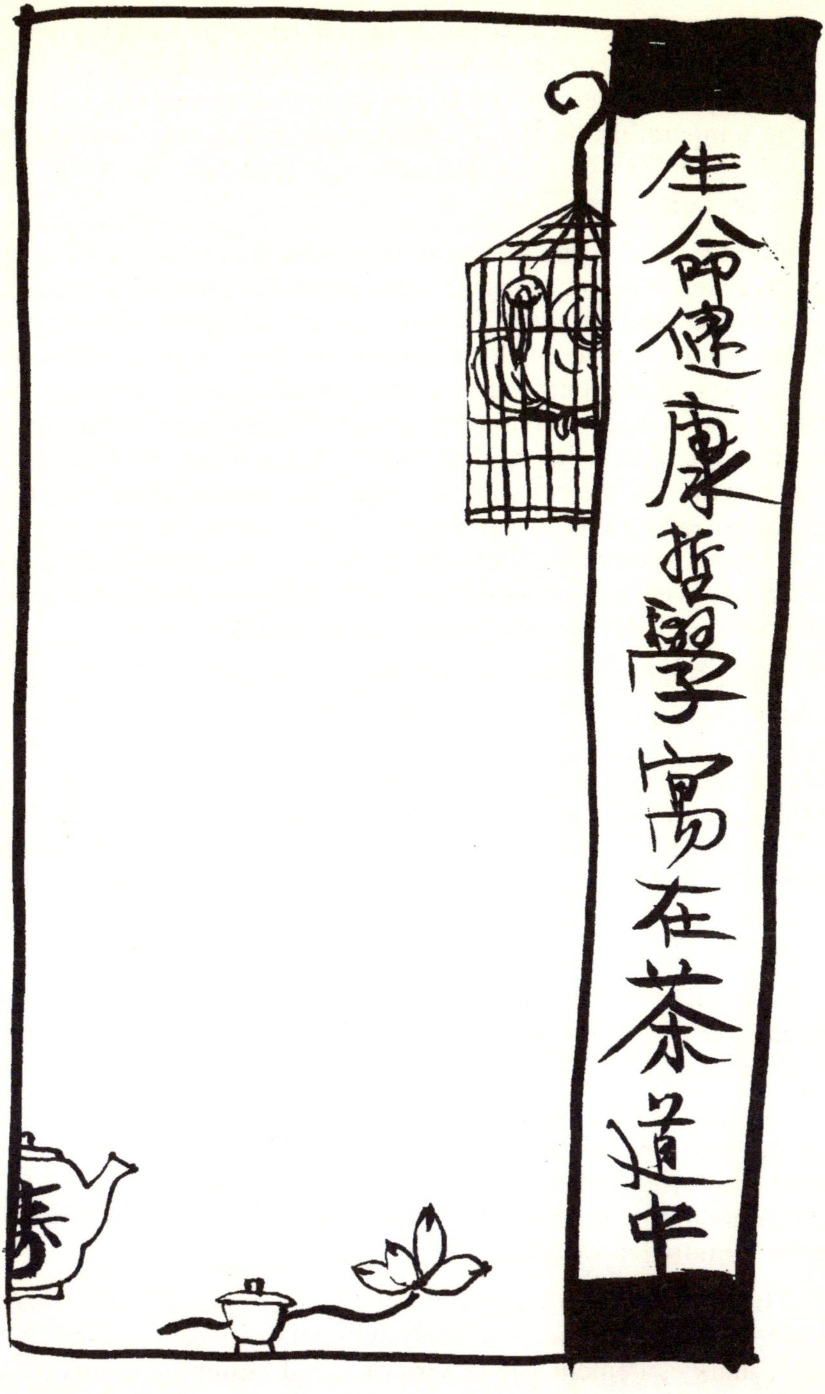

L'art du thé sublime la philosophie chinoise, les bien-faits sur la santé et les plaisirs de la vie

3.8. Amaigrissement et réduction de lipémie

L'hyperlipémie est une des maladies courantes de l'être humain, qui atteint surtout les personnes d'un certain âge. Il s'agit d'une augmentation du taux des lipides contenus dans le sang. Cette augmentation est en fait celle de la quantité de cholestérol et celle de trioléine dans le sang.

Le cholestérol est d'ailleurs un terme général qui désigne à la fois le cholestérol de basse densité, le cholestérol d'hyperbasse densité et le cholestérol de haute densité. Les deux premiers sont néfastes à la santé et leurs dépôts artériels sont à l'origine de l'athéromatose, tandis que le dernier est une lipoprotéine utile qui contrôle la clairance du cholestérol dans les parois vasculaires, prévenant ou atténuant ainsi l'artériosclérose.

L'excès de lipides dans le sang est souvent à l'origine de l'obésité, qui est une anomalie physiologique assez fréquente dans notre société moderne.

Comme la consommation de thé permet d'augmenter le taux de métabolisme de base, elle favorise la décomposition des lipides, et par là, l'amaigrissement. On a effectué une expérience sur les rats blancs en leur donnant à manger les aliments riches en graisses avant de leur administrer 0,2 à 2,0 % de catéchine. Résultat : la proportion de lipides est passée de 11 % à 8 à 9 %.

Les expériences menées par les chercheurs français et japonais montrent que le thé Pu'er et le thé oolong jouent un grand rôle dans l'amaigrissement. Ils sont donc réputés comme «thé amincissant» ou «thé amaigrissant». Un médecin français a administré pendant un mois trois tasses de thé Pu'er par jour à un sujet : son poids et sa lipémie ont tous les deux baissé. En Chine, dans les régions où résident surtout les habitants des minorités nationales qui consomment beaucoup de viande, le thé (thé en brique), qui favorise la digestion et apporte de la vitamine C à l'organisme, devient quelque chose d'indispensable dans leur vie quotidienne.

Si le thé oolong se vend toujours bien et même de mieux en mieux depuis la fin des années 80 au Japon, c'est que la publicité insiste sur le rôle qu'il joue pour amaigrir et réduire la lipémie.

Il y a eu, en Chine et à l'étranger, de nombreux rapports sur la réduction de la lipémie par le thé. En voici quelques-uns :

En Chine, une telle expérience a été exécutée avec de l'épigallocatéchine extraite de thé. Les souris de laboratoire sont divisées en trois groupes. A chacun de ces groupes, on donne une nourriture différente :

- au 1er groupe, une nourriture très riche en lipide ;

- au 2ème groupe, une nourriture très riche en lipides, à laquelle est ajoutée 0,5 % d'épigallocatéchine ;

- au 3ème groupe, une nourriture très riche en lipides, à laquelle est ajoutée 1,0 % d'épigallocatéchine.

Voici les résultats :

Cholestérol total			
	Avant	après	réduction
2e groupe	224 ± 14 mg/dl	143 ± 5 mg/dl	36,14 %
3e groupe	224 ± 14 mg/dl	114 ± 9 mg/dl	49,11 %
Cholestérol de basse densité			
	Avant	après	réduction
2e groupe	164 ± 11 mg/dl	85 ± 5 mg/dl	48,17 %
3e groupe	164 ± 11 mg/dl	54 ± 5 mg/dl	66,77 %
Cholestérol de haute densité			
	Avant	après	réduction
2e groupe	22 ± 2 mg/dl	63 ± 2 mg/dl	186,36 %
3e groupe	22 ± 2 mg/dl	74 ± 1 mg/dl	236,36 %
Index athérogène			
	Avant	après	réduction
2e groupe	9,7 ± 1,2	3,6 ± 0,2	62,8 %
3e groupe	9,7 ± 1,2	2,9 ± 0,3	70,1 %

Le tableau ci-dessus démontre le rôle du thé dans la prévention contre l'athéromatose.

Au Japon, une expérience a été faite auprès des femmes adultes sur la réduction de lipémie avec le thé oolong. L'expérience consistait à administrer aux sujets chaque jour 7 tasses de thé oolong à concentration ordinaire et cela durant 6 semaines d'affilée. Résultat : la proportion de trioléine et de phospholipide dans le sang a nettement diminué alors que le cholestérol de haute densité, une lipoprotéine utile à la santé, et la proportion qu'il représente dans le cholestérol total ont augmenté.

En Chine, à l'Institut de recherches médicales de Kunming, de la province du Yunan, on a fait une expérience clinique sur les malades d'hyperlipidémie, qui absorbaient chaque jour une infusion de 15 g de thé Tuo (thé en poudre pressé en forme de bol). Un mois après, la lipémie a diminué de façon remarquable et le résultat obtenu était comparable à celui qu'on a en faisant absorber trois fois par jour 0,5 g de clofibrate, un médicament en usage pour traiter l'hyperlipidémie.

En France, à l'Institut national de la Santé et de la recherche médicale, de nombreuses expériences ont été également effectuées en clinique. On a administré une tasse de thé Tuo par jour à une vingtaine de malades d'hyperlipidémie. Deux mois après, leur lipidémie a diminué de 22 % en moyenne. D'autre part, dans une université de Paris, un professeur a mené une expérimentation sur les rats blancs, qui étaient divisées en deux groupes avec une nourriture différente pour chacun. On donnait à manger aux rats du 1er groupe une nourriture ordinaire et à ceux du 2e une nourriture riche en cholestérol et on administrait à tous les deux une infusion de thé Tuo. Un examen chimique du sang effectué neuf semaines après a montré que chez les rats de laboratoire le taux de lipidémie dans le sang a diminué respectivement de 10 % (1er groupe) et de 30 % (2e groupe).

En Israël, une investigation épidémiologique a été menée auprès de 650 ouvriers venant de six usines sur la relation entre la consommation de thé ou de café et la proportion de cholestérol dans le sang. Il en résulte qu'il existe une corrélation positive entre la quantité de café consommé et le taux de cholestérol dans le sang et une corrélation négative entre la consommation de thé et le cholestérol : ceux qui boivent 5 tasses de café par jour ont un taux de cholestérol plus élevé (de 15 mg/dl en moyenne) que ceux qui n'en prennent point ; par contre, ceux qui boivent quotidiennement 5 tasses de thé ou plus ont un taux de cholestérol moins élevé (de 5 mg/dl en moyenne) que ceux qui n'en prennent pas.

En Finlande, un chercheur a mené une enquête épidémiologique sur la relation entre la consommation de thé et la proportion de cholestérol dans le sang. Résultat : plus on consomme de thé, moins élevé est le taux de cholestérol.

Aux Etats-Unis, un chercheur a fait une enquête auprès de 5858 habitants d'origine japonaise, de sexe masculin et qui résident actuellement en Honolulu. Cette enquête montre que la consommation de thé ne provoque en aucun cas l'augmentation de cholestérol dans le sang.

En Norvège, une investigation épidémiologique a été effectuée auprès de 7710 citoyens et 8222 citoyennes. Le résultat obtenu est semblable à celui de l'investigation faite en Israël : il existe une corrélation positive entre le nombre de tasses de café consommées chaque jour et la proportion de cholestérol dans le sang et une corrélation négative entre le nombre de tasses de thé consommées chaque jour et le taux de cholestérol.

Si le thé favorise le métabolisme lipidique de l'organisme et la réduction du taux des lipides dans le sang, c'est que :

Premièrement, la caféine contenue dans le thé et d'autres substances comme l'acide phosphorique et le pentose forme du nucléotide, qui joue un rôle important dans le métabolisme des éléments nutritionnels des aliments et dans la décomposition lipidique.

Deuxièmement, la caféine, qui est un excitant du système nerveux central, permet d'augmenter la quantité de sécrétion de l'acide gastrique et du suc digestif, promouvant l'absorption et la digestion des lipides par les intestins et l'estomac.

Troisièmement, les catéchines contenues dans les feuilles de thé favorisent la décomposition lipidique de l'organisme de manière à empêcher l'accumulation de stérols et de graisse neutre dans le sang et dans le foie.

Quatrièmement, les chlorophylles de feuilles de thé empêchent d'une part la digestion et l'absorption de cholestérol par le tube gastro-intestinal et d'autre part, détruisent le cholestérol qui s'est déjà introduit dans le circuit intestins-foie, réduisant ainsi la lipidémie de l'organisme.

3.9. Contrôle de l'hypertension artérielle et prévention contre les maladies cardio-vasculaires

L'hypertension artérielle est aussi une maladie courante de l'être humain, notamment chez les citadins. On a rapporté que la prévalence d'hypertension artérielle étit estimée à 8 à 18 % au Japon, en Australie et en Nouvelle-Zélande, à 10 % dans les pays africains et à 10 à 20 % dans les pays américains. En Chine, il résulte d'une enquête menée en 1979 à 1980 que la prévalence d'hypertension artérielle est de 9,1 % chez les adultes. L'hypertension artérielle est le principal facteur pathogène de l'athérosclérose des artères coronaires, cérébrales et des artères périphériques. Elle est d'ailleurs en rapport étroit avec la cardiopathie. Une hausse prolongée de tension artérielle entraîne la cardiopathie hypertensive. En plus, l'hypertension artérielle est un des principaux facteurs pathogènes de la maladie coronarienne.

La tension artérielle est, dans un sens strict, la tension des parois artérielles correspondant à la pression sous laquelle circule le sang dans les artères. Variable selon les moments de la révolution cardiaque, elle s'élève lors de la systole du ventricule gauche en passant par un maximun qu'on appelle tension systolique ou tension maximale et diminue lors de la diastole du ventricule gauche en passant par un minimun qu'on appelle tension diastolique ou tension minimale. La tension artérielle normale de l'homme adulte varie entre des limites assez larges : entre 12,0 à 17,3 Kpa (90 à 130 mmHg) et 8 à 12 Kpa (60 à 90 mmHg). Le Conseil des spécialistes en hypertension artérielle de l'Organisation mondiale de la Santé a établi les normes de la tension artérielle normale :

Pression systolique (pression maximale) < 18,7 Kpa (140 mmHg)

Pression diastolique (pression minimale) < 12,0 Kpa (90 mmHg) et les limites de l'hypertension :

Pression systolique ≥ 21,3 Kpa (160 mmHg)

Pression diastolique ≥12,6 Kpa (90 mmHg)

Comme l'âge d'un homme influe également sur la tension artérielle, on en a posé le «niveau théorique» en tenant compte de la différence d'âge :

Pression systolique = 104 mmHg + (0,3 x âge)

Pression diastolique = 70 mmHg + (0,2 x âge)

Selon le facteur pathogène, on distingue deux types d'hypertension artérielle : hypertension essentielle et hypertension secondaire. 80 % des hypertendus sont du type essentiel et 20 % du type secondaire. Il existe plusieurs hypothèses sur la cause de l'hypertension artérielle essentielle. On considère en général que le processus qui s'achemine vers l'hypertension est le suivant.

Au début, l'environnement extérieur ou la stimulation nocive intrinsèque provoque une tension mentale et une instabilité émotionnelle prolongée et répétitive, ce qui conduit à un déséquilibre entre l'excitation et l'inhibition du cortex cérébral, de sorte que l'angiotensinogène du foie devient, sous l'action d'une enzyme, la rénine, l'angiotensine I, qui, de par sa nature, est inactive mais qui pourra se convertir, à cause d'une enzyme inversive, en angiotensine II. Celle-ci a des propriétés physiologiques, notamment une vasoconstriction de petites artérioles du rein avec pour conséquence une hypertension.

Il fut inscrit dans des ouvrages de médecine traditionnelle chinoise que le thé permettait de contrôler et de réduire l'hypertension artérielle. Et se propagent encore aujourd'hui de nombreuses recettes au thé pour traiter l'hypertension artérielle et la maladie coronarienne.

En Chine, pendant les années 1970, une enquête a été menée par l'Université de médecine de la province du Zhejiang auprès de 1000 sujets de plus de 30 ans sur le rapport entre la consommation de thé et l'hypertension artérielle. Résultat obtenu de cette enquête : la prévalence d'hypertension était de 6,2 % pour les consommateurs de thé et de 10,5 % pour les non-consommateurs de thé.

Une expérience clinique effectuée en Chine montre également que l'infusion chaude de thé vert revêt l'effet de réduire l'hypertension, car environ 40 sur 80 sujets voient diminuer leur tension artérielle après 5 jours d'administration d'infusion chaude de thé vert. La même expérience montre que pour réduire l'hypertension, l'effet est meilleur avec le thé vert qu'avec le thé noir.

Une autre expérience clinique a été faite par l'Institut des recherches médicales du Anhui en Chine en utilisant un thé vert de cette région pour traiter l'hypertension. Une consommation quotidienne de 10g de ce thé en infusion permet de diminuer la tension artérielle de 20 à 30 % au bout de six mois.

Au Japon, à la fin des années 80, on a mené une expérience sur les lapins avec l'extrait de thé vert dont le principe actif est surtout la catéchine. Résultat : une injection intraveineuse à dose de 0,1 mg/kg permet déjà de diminuer la tension artérielle et une dose de 0,5 mg/kg la fait baisse de 20 à 40 mmHg.

Toujours au Japon, au début des années 90, un thé vert remanufacturé qui prend le nom de Gabaron a été lancé sur le marché. Ce thé, fait de feuilles fraîches qui ont subi un traitement anaérobie, est très riche en acide g-aminobutyrique (six fois plus riche qu'un thé vert ordinaire) et doté d'une propriété hypotenseuse.

Du point de vue de la médecine traditionnelle chinoise, le rôle hypertenseur du thé est lié à sa fonction de rafraîchir la chaleur. Les maladies comme hypertension artérielle et hémorragie cérébrale sont dues au vide de Yin et à la chaleur intérieure qu'on observe souvent chez les vieilles personnes, alors que le thé, qui nettoie la chaleur, peut intervenir pour les traiter ou les prévenir. Si on considère la question du point de vue de la médecine moderne, l'hypertension artérielle est liée à la vitesse avec laquelle l'angiotensine I se convertit en angiotensine II. Ainsi un composé qui inhibe l'enzyme inversive d'angiotensine I est souvent doué d'une propriété hypotenseuse. Il est constaté par de nombreuses recherches que les constituants de thé, notamment les catéchines, sont dotés d'un effet inhibitif remarquable sur l'enzyme inversive d'angiotensine I.

Le thé, de par sa fonction de réduire la tension artérielle et la lipidémie, intervient aussi dans la prévention et le traitement de l'athéromatose et du thrombus. L'athéromatose est une affection caractérisée par un épaississement et un durcissement des parois artérielles, dus à des dépôts lipidiques. Cet épaississement et ce durcissement sont liés directement à l'hypertension et l'hyperlipémie et s'aggravent souvent avec l'âge. L'épaississement des parois artérielles entraîne le rétrécissement et même l'obstruction partielle ou complète des artères, gênant ainsi la circulation du sang dans les artères athéromateuses.

D'ailleurs, les dépôts lipidiques sont parfois accompagnés d'une nécrose de tissu. Du point de vue hémorhéologique, l'hypercoagulabilité du sang aide à la formation de thrombus. D'autre part, une fois l'artériosclérose formée, l'exfoliation des plaques d'athérome avec le sang en hypercoagulabilité, conduit facilement à une embolie sanguine.

Ainsi, une amélioration de coagulabilité sanguine permettrait-elle de prévenir la thrombose et d'éviter par conséquence l'embolie sanguine. Or l'infusion de thé revêt une propriété anticoagulante, favorise la solubilité de fibrine et une amélioration de coagulation du sang. L'Université de médecine de la province du Zhejiang et l'Institut de recherches théières de Chine ont mené en commun une expérience clinique auprès de 120 malades hyperlipidémiques et ont découvert que certains éléments contenus dans le thé, dont surtout la catéchine, sont utiles pour prolonger d'une à quatre fois la coagulation du sang et promouvoir la solubilité de la fibrine, ce qui signifie que le thé est doué d'une propriété antithrombotique et qu'il protège contre les maladies cardiovasculaires.

Une scientifique japonaise a effectué une étude sur le rôle que jouent les infusions de différents thés et toutes sortes de catéchine dans l'inhibition de l'agglutination plaquettaire. Il résulte de cette étude que le thé noir et le thé vert sont tous les deux capables d'inhiber l'agglutination plaquettaire et que parmi de nombreux composés de catéchine, c'est l'épicatéchine (EC) qui se montre le plus inhibitif de tous. Son activité équivaut à 2/5 de celle de l'aspirine. Normalement, une dose de 80 à 120 mg d'aspirine répond au besoin quotidien pour l'anticoagulation. Cette dose égale les éléments utiles de 800 ml d'infusion de thé.

La coagulation du sang chez les animaux est due à l'action de la thromboxane formée à partir de thrombine. Un scientifique du Koweït a réussi à séparer un composé de feuilles fraîches de thé qui exerce une action inhibitive très forte - 100 fois plus forte que la caféine - sur la thromboxane. Une expérience qui a duré 8 semaines a été faite sur les rats blancs avec cet extrait de thé et le résultat montre que la proportion de thromboxane a nettement diminué et que les feuilles fraîches de thé sont plus efficaces dans ce domaine que le thé fini.

Le thé oolong permet aussi, comme le montrent des expériences, de diminuer la viscosité du sang et par conséquent, de prévenir la thrombose. Il est constaté à partir de 32 cas de maladie cardiovasculaire qu'avec une consommation de thé oolong, la concentration du sang, le degré d'enserrement des globules rouges et la fragilité des vaisseaux sanguins diminuent de manière à empêcher ou retarder la thrombose et l'hémorragie et à prévenir ainsi l'hémorragie cérébrale. Il existe en Chine un grand nombre de recettes au thé destinées à prévenir et traiter les maladies cardiovasculaires.

Le thé intervient non seulement dans la prévention contre l'athéosclérose, mais aussi dans celle contre la coronaropathie. Sont regroupées dans la catégorie de la coronaropathie toutes les affections cardiaques dues à une athérosclérose coronarienne ou un spasme coronarien qui conduisent à un rétrécissement ou une obstruction vasculaire et par là, à une ischémie et hypoxie myocardique. La coronaropathie se manifeste souvent par les symptômes suivants : angine de poitrine, infarctus du myocarde, défaillance cardiaque, arythmie, etc... Comme l'hypertension artérielle est un des facteurs déclenchants de la coronaropathie et que le thé permet de réduire l'hypertension, l'hyperlimidémie et la viscosité du sang, il possède donc un effet thérapeutique pour la coronaropathie. On a observé à partir d'une enquête menée pendant les années 1970 par l'Université de médecine du Zhejiang sur le rapport entre le déclenchement de la coronaropathie et la consommation de thé que la prévalence de cette maladie est de 5,7 % parmi les non-consommateurs et les quasi-non-consommateurs de thé et de 1,07 seulement parmi les gros consommateurs de thé.

Il existe aussi en Chine de nombreuses recettes au thé pour prévenir et traiter les maladies coronariennes.

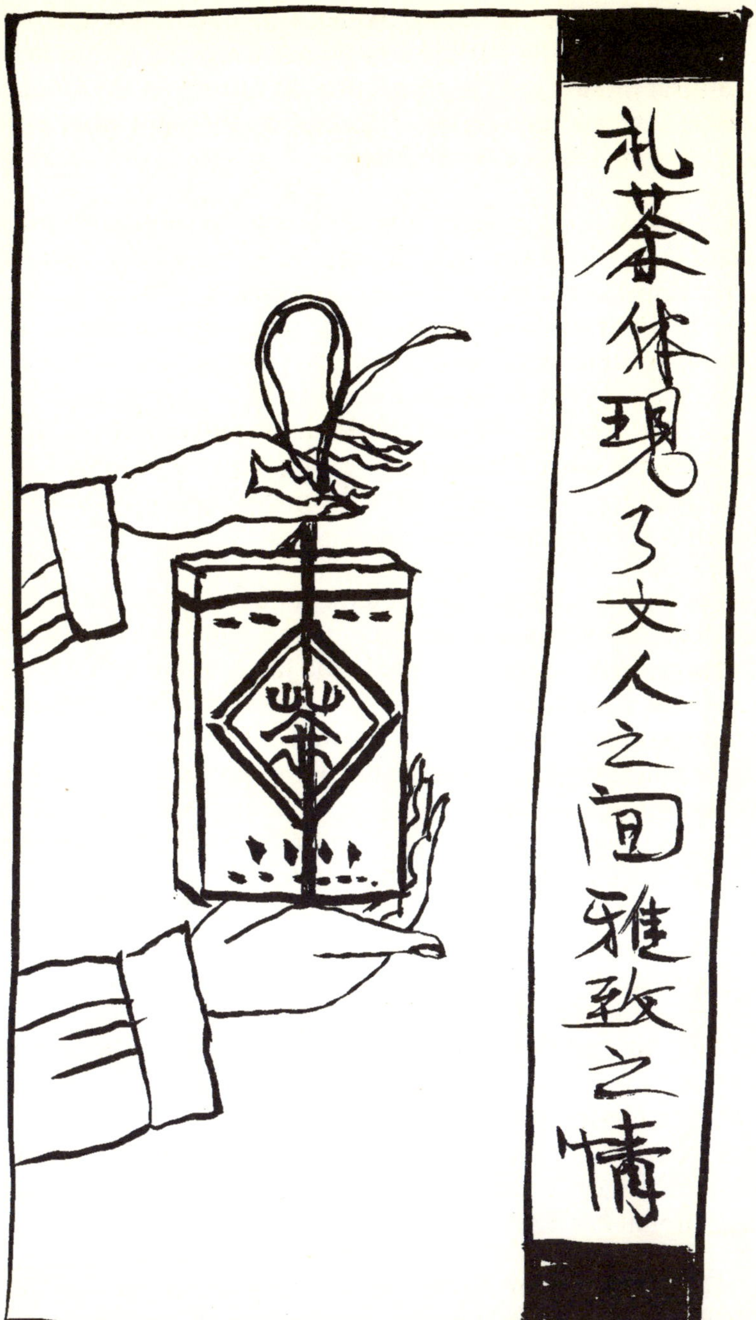

L'offrande du thé est un gage d'amitié et de courtoisie

3.10. DÉSODORISANT ET DIGESTIF

Les odeurs désagréables produites par suite d'une indigestion ou d'une action de fumer causent souvent des ennuis. Quand on a mangé, les résidus alimentaires qui restent dans la cavité buccale secrètent de l'acide aminé sous l'action enzymatique. Cet acide aminé élabore à son tour, sous l'action des enzymes produits par les microbes buccaux, du méthylmercaptan qui est une substance à odeur désagréable. L'action de fumer peut égalepment produire de mauvaises odeurs par suite d'une combinaison de nicotine et de protéines buccales.

Le désodorisant buccal le plus souvent utilisé est le sel de sodium et de cuivre de chlorophylline. Mais il est bien connu aussi que le thé est capable d'enlever les odeurs désagréables de la cavité buccale. Les consommateurs de thé ont presque tous cette expérience : une tasse de thé fort que l'on prend le matin permet de faire disparaître la substance visqueuse buccale tout en réconfortant l'esprit. Mais quel est le mécanisme de désodorisation du thé? Et quels sont les éléments qui y agissent ?

Une analyse chimique permet de constater que ce sont surtout les catéchines qui interviennent dans la désodorisation, sous quatre aspects suivants :

- élimination de méthylmercaptan ;
- combinaison avec l'acide aminé, substrat sur lequel agissent les microbes buccaux ;
- suppression ou inhibition des microbes buccaux ;
- dépuration des enzymes salivaires de la cavité buccale.

Il est déjà prouvé que la catéchine contenue dans le thé revêt un meilleur effet dans la désodorisation que le sel de sodium et de cuivre de chlorophylline. Voici les résultats d'une expérience de simulation.

Prenons du sel de sodium et de cuivre de chlorophylline comme désodorisant :

Une dose de 1,0 mg inhibe à 100 % l'élaboration de méthylmercaptan, mais cette inhibition n'est que de 45 % avec une dose de 0,1 mg et de 12 % avec une dose de 0,01 mg.

Si on prend de la catéchine comme désodorisant :

Une dose de 1,0 mg inhibe aussi à 100 % l'élaboration de méthylmercaptan et cette inhibition est encore de 99 % avec une dose de 0,1 mg et de 56 % avec 0,01 mg.

Le thé permet non seulement de supprimer les odeurs désagréables causées par une indigestion, mais aussi de supprimer ou atténuer celles causées par le tabac. Il existe déjà au Japon, en Corée du Sud et en Chine des gommes à mâcher faites avec de l'extrait de thé comme matière première principale.

D'autre part, le thé aide à la digestion, car il renforce des substances aromatiques qui permettent de stimuler la sécrétion gastrique, favorisant ainsi la digestion et l'absorption.

3.11. Réduire la glycémie et prévention du diabète

Le diabète est, de nos jours, une maladie fréquente caractérisée par une hyperglycémie. Il s'agit de troubles du métabolisme glucidique, lipidique et protidique dus à une insuffisance de production d'insuline par le pancréas et à une élévation excessive de la quantité de glucose dans le sang.

En 1980, l'Organisation mondiale de la Santé a distingué deux types de diabète : type I dit insulino-dépendant et type II dit non-insulino-dépendant. Mais que ce soit du type I ou du type II, les malades ont ce symptôme hyperglycémique. Le thé est doté d'un effet thérapeutique remarquable pour le diabète léger ou moyen. Et la médecine traditionnelle chinoise propose de nombreuses recettes pour traiter le diabète avec le thé comme composant principal.

Les médecins japonais ont rapporté qu'ils avaient traité le diabète avec un thé fait de bourgeons de théiers de plus de cent ans - qui contenait peu de caféine et ne provoquerait donc pas l'insomnie - et avaient obtenu de très bons résultats : l'administration trois fois par jour d'une infusion préparée avec 1,5 g de ce thé et 40 ml d'eau bouillante permet de diminuer la soif, la fréquence d'urination nocturne et la glycosurie. Au milieu des années 80, un scientifique égyptien a réussi à séparer le diphénylamine des feuilles de thé et l'expérience qu'il a faite sur les lapins a pu montrer qu'une dose de 10 mg/kg de cet extrait de thé produirait un effet bien meilleur que 50 mg/kg de probénécide, remède habituel pour le diabète. Tout récemment, au Japon, on est parvenu à extraire des feuilles de thé un polyoside hydrosoluble (y compris arabinose, ribose et glycose), avec lequel une expérience clinique a été faite auprès de 100 diabétiques. Après avoir été administré 6 semaines d'affilée, une nette amélioration a été observée : la glycémie, la glycosurie et le temps de coagulation sanguine chez les malades ont tous diminué.

La propriété thérapeutique dont le thé est doté pour le diabète est due aux polyphénols et à la vitamine C qui y sont contenus et qui servent à maintenir la consistance et la perméabilité des vaisseaux micro-scopiques fragiles. La consommation de thé permet de recouvrir leur fonction normale, contribuant ainsi à la guérison de cette maladie. D'autre part, l'infusion de thé contient certains éléments tels que le salicylate de méthyle, le diphénylamine, le polyoside et la catéchine qui favorisent la régularisation des troubles du métabolisme glucidique et permettent d'alléger le diabète. D'ailleurs, la catéchine qui exerce une action inhibitive sur la α-amylase et la sucrase joue un rôle pour réduire la glycémie. On a effectué une expérience sur les souris auxquelles on donnait à manger à jeun une toute petite quantité de catéchine (60 à 80 mg) et, 30 minutes après, de la glycose. Résultat : la teneur du sang en glycose a nettement baissé.

A présent, les remèdes faits d'extrait de thé et destinés à traiter le diabète vont être mis sur le marché, car l'étape des expériences cliniques a déjà été passée avec succès.

3.12. Amélioration de l'acuité visuelle et traitement des affections ophtalmiques

Il fut enregistré dans de nombreux ouvrages classiques de médecine traditionnelle chinoise que le thé permettrait d'améliorer l'acuité visuelle. Cette propriété est surtout due au carotène, appelé aussi la provitamine A, qui y est renfermé. Le thé est parmi les plantes le plus riche en β-carotène après le piment et la luzerne, dont la proportion est de 7 à 20 mg %, soit 116 à 333 unités internationales de provitamine A. La provitamine A se convertit, chez un être vivant, en vitamine A. Celle-ci sert à maintenir en bon état fonctionnel le tissu épithélial et, dans la rétine, se combine avec les protéines pour devenir érythropsine qui augmente la photosensibilité de la rétine, améliorant ainsi l'acuité visuelle. On a rapporté que si l'on restait trop longtemps devant la télévision, notamment devant celle en couleurs, l'acuité visuelle baisserait temporairement tout en consommant une grande quantité d'érythropsine. Donc, pour protéger la vision, on a intérêt, au moment de regarder la télévision, à prendre du thé vert qui apportera en grosse quantité le β-carotène.

D'autre part, la vitamine B1 contenue dans le thé est une substance nécessaire à assurer la fonction physiologique du système nerveux. Elle joue un rôle dans la prévention et le traitement du trouble visuel et de la xérophtalmie causés par une névrite optique. La teneur du thé en vitamine B1 est d'environ 0,10 à 0,15 mg sur 100 g. Alors, la consommation d'une tasse de thé équivaut à l'absorption de 0,002 à 0,003 mg de vitamine B1.

La vitamine B2, élément actif indispensable au maintien de la fonction normale de la rétine, est douée d'une propriété biologique contre la kératite, l'opacité de la cornée, la xérophtalmie et la diminution de l'acuité visuelle. Or le thé, comme nous l'avons mentionné, est très riche en vitamine B2 : 5 fois plus riche que le soja, 20 fois plus riche que le riz et 60 fois plus riche que les fruits. 100 g de thé renferment environ 1,2 mg de vitamine B2, ce qui revient à dire qu'une tasse de thé permet d'en absorber 0,020 à 0,025 mg.

Enfin, la proportion dans le thé de vitamine C, substance nutritive pour le cristallin, est comparable à celle dans le citron ou le foie de porc.

3.13. Protection du foie

Le thé joue un rôle dans l'élimination de la chaleur du foie et par conséquent, dans la protection du foie, car les catéchines du thé sont douées d'empêcher l'accumulation de cholestérol et de lipide neutre dans le sang et dans le foie. La catéchine contenue dans le thé a été exploitée pour servir de protecteur du foie, qui est surtout efficace pour l'hépatite chronique. Une expérience a été effectuée auprès de 338 malades d'hépatite chronique, dont 174 ont pris chaque semaine 2,25 g de catéchine durant trois mois d'affilée et ont vu s'améliorer leur système antigénique de l'hépatite type B. En ex-Union soviétique, on a rapporté que l'administration quotidienne de 1,5 g de (+) - catéchine à 5 % aux malades d'hépatite chronique durant trois semaines d'affilée permettait d'améliorer de façon remarquable leurs indices biochimiques du sang, ce qui prouvait que ce composé renfermé dans le thé est doté d'un effet thérapeutique pour l'hépatite à virus ou l'hépatite causée par la consommation d'alcool. On a rapporté au Japon que le traitement de l'hépatite chronique du type B qui durait 24 semaines avec l'interféron accompagné de (+) - catéchine avait connu de très bons résultats.

Si les catéchines jouent un rôle dans le traitement de l'hépatite chronique, c'est qu'elles peuvent inhiber la peroxydation lipidique dans le foie et éliminer les radicaux libres qui s'y trouvent. Le thé contient environ 3 % de (+) - catéchine.

3.14. Prévention et traitement du scorbut

Il y a un grand nombre de rapports selon lesquels le thé permet de prévenir et traiter le scorbut. Dans l'histoire, pendant des guerres, lors d'une navigation ou dans certaines régions, la pénurie de légumes et de fruits a souvent entraîné le scorbut. Le thé, qui est très riche en vitamine C, est capable de prévenir et traiter cette maladie. Il a l'avantage d'être facilement transporté. On a exécuté une expérience sur les rats blancs : il suffisait de leur donner à manger 0,4 à 0,6 g de nouveau thé ou 0,7 à 1 g de vieux thé pour prévenir et traiter le scorbut.

En plus de la vitamine C, le thé renferme des polyphénols qui, de par leur antioxydation et leur rôle de chélation, interviennent pour empêcher la destruction de vitamines de l'organisme.

3.15. Radioprotection

La découverte de la propriété radioprotectrice dont est doué le thé remonte à la fin de la Seconde Guerre mondiale, où Truman, le président américain d'alors, a fait jeter les deux premières bombes atomiques sur Hiroshima et sur Nagasaki pour la capitulation définitive du Japon. Une enquête de post-cure menée après la guerre a pu faire constater que parmi tous ceux qui avaient subi une radiation nucléaire, les consommateurs de thé avaient une condition physique et un index de globules blancs nettement meilleurs et jouissaient d'une durée de vie beaucoup plus longue que les non-consommateurs de thé. Parallèlement, pendant les conflits militaires entre la Chine et l'Union soviétique en 1969, on a trouvé chez les soldats soviétiques du thé en poudre condensé, qui servait, d'après eux, à se prévenir contre le traumatisme des radiations nucléaires.

Des questions se sont alors posées : le thé joue-il un rôle dans la radioprotection? Est-il capable ou non d'éliminer ou d'alléger le traumatisme causé par une radiation nucléaire ? De nombreuses recheches scientifiques en la matière se sont engagées. Des expériences effectuées avec le thé et ses extraits sur les animaux ayant subi une radiation à dose mortelle de strontium 90, il est prouvé que les catéchines de thé peuvent absorber 90 % de cet isotope radioactif pour empêcher leur diffusion dans le corps et que, d'ailleurs, cette absorption se fait avec une telle vitesse qu'il est absorbé avant d'être parvenu à la moelle osseuse.

Ces mêmes expériences ont pu montrer aussi que la plupart des animaux ayant subi des radiations nucléaires et ayant absorbé des catéchines survivaient, alors que tous ceux du groupe témoin qui n'avaient pas absorbé de catéchines étaient morts des radiations. Les chercheurs de l'ex-Union soviétique ont mené une expérience en injectant sous la peau des rats blancs 0,2 à 0,4 mg de lipopolysaccharide extrait du thé, puis en leur faisant subir 700 R de rayons gamma.

Résultat : au bout de 30 jours, la mortalité des rats blancs du groupe expérimental était de 26 % alors que celle du groupe témoin était de 62 %. On a découvert d'ailleurs que le lipopolysaccharide intervenait dans la protection de la fonction hématopoïétique. En Chine, on a nourri chaque jour des animaux de laboratoire avec 3,3 à 3,8 mg d'infusion de thé Pu'er à concentration de 2 % et on a pu constater que ce thé permet de se protéger contre les rayons de cobalt 60. On a constaté également que la proportion de micronucléus du groupe expérimental est nettement inférieure à celle du groupe témoin, par 44,5 % contre 81,9 %. Un grand nombre d'expériences montre qu'une consommation fréquente de thé est favorable à la protection contre les radiations.

D'autre part, il résulte d'une étude effectuée en Chine que la consommation de thé vert et l'administration d'extrait de thé permettent d'améliorer la baisse massive de globules blancs due à une radiothérapie. La radiothérapie fait souvent baisser le nombre total de globules blancs dans des proportions plus ou moins fortes. Dans les cas les plus graves, le nombre de globules blancs descend jusqu'au dessous de 3000/mm^3, de sorte que la radiothérapie est rendue dangereuse et impossible. Mais après l'administration d'extrait de thé en comprimés, on a été surpris de constater que non seulement la radiothérapie pouvait continuer, mais en plus, dans 31 cas sur 33, le nombre de globules blancs, au lieu de baisser, remontait, le taux d'efficacité atteignant 93,9 %.

Une autre expérience a été faite auprès de 10 malades, dont le nombre de globules blancs a baissé jusqu'à 4000/mm^3 et même au dessous de 3000/mm^3 après la radiothérapie. Mais après l'administration d'extrait de thé en comprimés, tous les 10 sujets ont vu augmenter le nombre de leurs globules blancs respectivement de 550 à 950/mm^3 pour 3 cas et de 1800 à 2800/mm^3 pour 7 cas. Il est donc bien évident que l'extrait de thé revêt un effet remarquable, celui d'augmenter le nombre de globules blancs, donc, de protéger l'organisme contre la radiation.

Quant aux composants du thé utiles à la radioprotection, ce sont surtout, comme le montrent les analyses scientifiques, les polyphénols, le lipopolysaccharide, les vitamines C et E et certains acides aminés. La radiation est nuisible à la santé, parce qu'elle entraîne un excès de radicaux libres et conduit à une peroxydation, alors que les polyphénols contenus dans le thé peuvent intervenir dans l'antioxydation et l'élimination de radicaux libres. Ils jouent donc un rôle de radioprotecteur.

Dans notre vie quotidienne, presque tout le monde passe un certain temps devant la télévision. Or le téléviseur émet des ondes de microradiation qui sont néfastes à la santé. Voilà pourquoi certains conseillent de prendre du thé en regardant la télévision, ce qui est d'une part un plaisir et d'autre part, un moyen commode et efficace de se protéger contre la radiation. Le thé est donc appelé par certains la «boisson que l'on prend devant la télé».

3.16. Antiallergie

L'allergie est une hypersensibilité acquise de l'organisme à une substance étrangère qu'on appelle allergène. Des substances normalement inoffensives comme poussière, pollen, lait, fruit de mer peuvent constituer des allergènes pour certains. Lorsque le tube respiratoire d'un homme absorbe ces substances étrangères, une réaction immunitaire peut se produire dans le corps tout en élaborant des globulines immunitaires d'anticorps. Ces globulines se combinent avec les membranes cellulaires des mastocytes pour former des substances granulaires et libérer de l'histamine, qui provoquerait la dilatation des capillaires et la contraction musculaire lisse, ayant pour conséquence des symptômes allergiques telle que l'urticaire, caractérisée par une éruption de papules rosées, prurigineuses ou produisant une sensation de brûlure.

Le rôle d'un remède antiallergique consiste à empêcher la libération d'histamine. Pour tester si le thé exerce une inhibition sur la libération d'histamine, on a fait une expérience sur les rats blancs en extrayant des mastocytes de l'ascite de ces petits animaux et en y ajoutant une infusion de thé à concentration plus ou moins forte. Il a été constaté que l'infusion de thé oolong ou de thé vert à concentration de 0,01 % permet d'inhiber la libération d'histamine et que le thé ou l'extrait de thé y réussit tout aussi bien qu'un agent antiallergique habituel.

Différentes catégories de thé exercent un effet inhibitif différent sur l'histamine. C'est le thé fermenté comme le thé noir qui s'y montre le plus fort : le taux inhibitif peut atteindre 90 % et plus avec une dose de 0,5 mg/ml. Le taux inhibitif d'un thé semi-fermenté comme le thé oolong est entre 70 % et 85 %, suivi par un thé non fermenté tel que le thé vert.

Les composants antiallergiques du thé sont surtout des catéchines.

3.17. Antiulcère

Au milieu des années 80, on a découvert que le thé jouait un certain rôle dans la prévention de l'ulcère du tube digestif. Celui-ci est dû à un déséquilibre entre l'action digestive de pepsine et l'action défensive de muqueuse gastrique. Or les catéchines du thé permettent d'une part d'inhiber l'action digestive de pepsine et d'autre part, de renforcer la défense de muqueuse gastrique. Comme les catéchines peuvent donner une certaine stimulation à l'estomac, il vaut mieux les prendre comme matière première pour préparer un sel composé qui joue les mêmes rôles mais qui ne stimulent pas l'estomac. L'expérimentation sur les êtres vivants est en train de se faire.

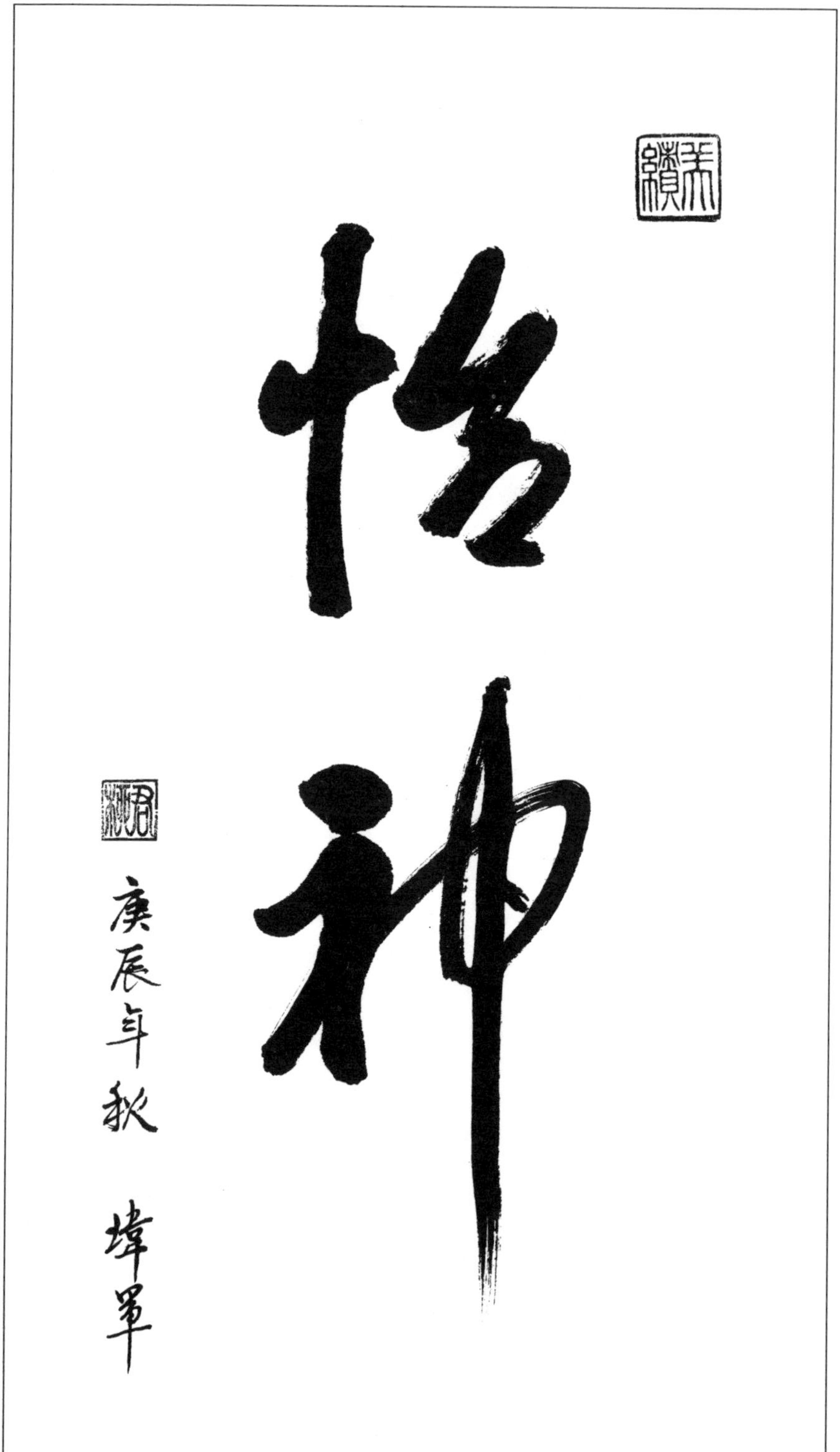

L'esprit s'illumine

3.18. Vivification de l'intelligence et régulation psychosomatique

Le peuple chinois est connu dans le monde pour son travail laborieux et son intelligence. Le quotient intellectuel des chinois est parmi les premiers du monde. Madame Yu Ruomu, nutritionniste célèbre chinoise, considère que le quotient intellectuel élevé du peuple chinois est lié à sa tradition millénaire de consommation théière. Elle affirme : «Les Chinois qui résident actuellement dans différents pays du monde témoignent tous de nombreuses qualités et d'un haut quotient intellectuel. Cela n'est pas sans rapport avec le thé. Nous n'entendons pas par là qu'ils consomment tous du thé à l'étranger, mais qu'une longue consommation théière ainsi que la culture qui y est liée ont élaboré une capacité intellectuelle très développée chez les ancêtres chinois, qui se transmet de génération en génération».

Le thé intervient également dans la régulation psychosomatique. Le Nei Jing (Classique de médecine interne), ouvrage classique de la médecine traditionnelle chinoise, dit : «Toute maladie est originaire des facteurs psychiques». De nos jours, dans l'ensemble du monde, on considère que la santé digne de ce nom signifie tant une bonne condition physique qu'un bon état psychologique et d'ailleurs, avec le développement et les progrès sociaux, on accorde une importance toujours plus grande aux maladies dites psychosomatiques, qui sont des troubles organiques et fonctionnels intimement liés ou dus à des facteurs psychiques d'ordre affectif ou émotionnel.

Le nombre de malades psychosomatiques a tendance à augmenter avec le rythme de plus en plus rapide de la vie moderne. Selon une enquête menée à un hôpital de Pékin en Chine, les affections psychosomatiques représentent 40,4 % du total de consultations. La prévention et le traitement de ce type de maladie doivent tenir compte aussi bien de l'aspect physique que de l'aspect psychique. Ces dernières années, la naturopathie connaît un grand développement en Chine comme partout dans le monde.

En Chine, le terme «naturopathie» comprend le Qi Gong (gymnastique respiratoire), le massage, l'acupuncture et la moxibustion, la diétothérapie et la psychothérapie, alors que dans les pays occidentaux, le même terme désigne plutôt le bain de soleil (héliothérapie), la cure dans une région de pins et de sapins, l'hypnothérapie et la psychothérapie. Comme un des moyens diétothérapeutiques, la consommation de thé joue un rôle très important pour le rétablissement de la santé, car le thé est lui-même doué d'une propriété pharmacologique et sa consommation joue souvent un rôle psychothérapeutique. Celui-ci se voit surtout dans la cérémonie du thé, qui se pratique encore aujourd'hui au Japon et dans certaines régions en Chine. La cérémonie du thé japonaise insiste sur quatre principes spirituels : harmonie, respect, pureté et sérénité.

3.19. Traitement de la constipation

La constipation est un trouble physiologique fréquent, en particulier chez les personnes âgées, dont 80 % en souffrent plus ou moins. Les aliments sont mâchés et avalés par la bouche, élaborés à l'estomac et absorbés par l'intestin grêle. Mais il reste de la digestion des déchets qui, après avoir parcouru le tube digestif, s'accumulent dans le rectum avant d'être éliminés au-dehors. Ce processus, depuis l'absorption d'aliments par la bouche jusqu'à l'évacuation de matières fécales, met en général 18 à 20 heures pour s'accomplir.

La constipation se manifeste par la difficulté ou l'impossibilité d'évacuer les matières fécales qui deviennent dures après un séjour plus ou moins prolongé -souvent trois à quatre jours - dans le gros intestin. On distingue deux types de constipation : constipation atone et constipation tonique. La première, fonctionnelle, est caractérisée par une contraction atone de muscle intestinal, qui conduit à la difficulté d'évacuer les selles, alors que la seconde est plutôt due à une tension mentale, rend difficile et même impossible la contraction intestinale et conduisant à la constipation. Comme la consommation de thé permet de stimuler les réactions du tube gastrique et intestinal, d'accélérer le péristaltisme du gros intestin et de tranquilliser l'esprit, elle est surtout efficace pour le second type de constipation.

3.20. Anticancer

Le cancer est, de nos jours, l'une des maladies qui causent le taux de mortalité le plus élevé parmi la population mondiale. Selon les statistiques incomplètes, il y a chaque année, dans l'ensemble du monde, 4,3 millions de personnes qui meurent de cancer. Les causes du cancer peuvent être biologiques (virus), physiques (radiation ultraviolette) et radiochimiques (cancerogènes chimiques). Mais quelle qu'en soit la cause, toute carcinogenèse et toute cancérisation connaissent deux étapes : d'abord, les cellules saines se transforment, sous l'action de divers facteurs cancérogènes, en cellules variantes ; ensuite, celles-ci, réactivées par des facteurs internes ou externes, se transforment en cellules précancéreuses, puis en cellules cancéreuses. Sans action des facteurs cancérogènes, les cellules saines ne se transorment pas en cellules variantes ; de même, sans action de divers facteurs internes et externes, les cellules variantes ne se transforment pas en cellules précancéreuses et cancéreuses.

La mutation est un changement d'un ou de plusieurs caractères héréditaires survenant spontanément ou provoqué par divers agents. Le changement peut être chromosomique ou génique. La mutation peut avoir lieu au sein des cellules somatiques. Le cancer est, en fin de compte, un changement de caractères héréditaires. Les gènes normaux se transforment, sous l'action des facteurs carcinogènes, en gènes carcinogènes, qui, sous l'influence d'autres substances, élaborent des protéines anormales et provoquent une division cellulaire, d'où les cellules cancéreuses. Evidemment, le cancer est étroitement lié à la mutation.

Des études sur la prévention et le traitement du cancer sont menées depuis presqu'un siècle et nombre de remèdes anticancéreux ont été mis en œuvre. Il faut dire que ces remèdes sont dotés d'un certain effet thérapeutique. Mais, en détruisant les cellules cancéreuses, ils portent aussi un préjudice à des cellules vivantes. Ce qui amène à penser à chercher de nouvelles solutions dans le contrôle de la structure alaimentaire de l'être humain. Il s'agit de mettre en valeur le rôle régulateur physiologique des éléments fonctionnels contenus dans les aliments et de faire naître un mécanisme anticancéreux dans l'organisme, permettant ainsi la prévention contre le cancer.

Le thé est l'une des denrées alimentaires avec lesquelles on a effectué de nombreuses expérimentations contre le cancer et la mutation. De nombreuses recherches menées en Chine et dans d'autres pays ont permis de constater que le thé est doué d'une certaine propriété anticancéreuse et antimutagène.

Nous allons discuter du rapport entre le thé et le cancer sous trois aspects suivants :

Premièrement : Le thé est-il carcinogène ?

Il y a eu, pendant les années 60, des reportages selon lesquels le thé était peut-être careinogène. Leur hypothèse était fondée sur deux points :

Premièrement, la caféine que le thé contenait était une substance carcinogène ; deuxièmement, certaines enquêtes montraient qu'une corrélation était possible entre la consommation de thé et les tumeurs du tractus intestinal, le cancer de l'oesophage ainsi que le cancer du sein chez les femmes. Ces reportages ont suscité des études plus approfondies de nombreux chercheurs scientifiques. Et les conclusions qui en sont tirées sont relativement bien fondées.

En ce qui concerne la carcinogenèse de la caféine, il est bien prouvé à la suite d'une vingtaine d'années d'investigation et de recherches médicales que la caféine administrée à dose habituelle, au lieu de porter atteinte à la santé, lui est bénéfique puisqu'elle permet d'exciter le centre nerveux, de renforcer la pensée, d'aider à la digestion, d'augmenter la fonction métabolique, de renforcer la fonction cardiaque, d'activer la circulation sanguine, de provoquer la diurèse, d'éliminer la chaleur et de calmer les douleurs. L'Administration américaine des Denrées alimentaires et des Médicaments détermine la dose inactive de caféine à moins de 40 mg par jour et par un kg de poids du corps. Ce qui revient à dire qu'un homme de 50 kg peut absorber en toute sécurité moins de 2000 mg de caféine par jour. Le thé contenant normalement 2 à 3 % de caféine, une consommation quotidienne de 10 g de thé, même si la caféine est extraite à 100 % en infusion, ne représente que 1/10 à 1/7 de la dose autorisée.

Quant au rapport entre le thé et le cancer de l'oesophage, on a rapporté en ex-Union soviétique et en Turquie que la morbidité élevée du cancer de l'oesophage constatée dans ces régions était liée à une consommation du thé chaud et fort. Cependant, une étude plus approfondie a révélé que s'il était vrai que la morbidité du cancer de l'oesophage était plus élevée dans ces régions que dans d'autres, elle n'était pas due à la consommation de thé proprement dite, mais à la haute température sous laquelle les habitants de ces régions avaient l'habitude de consommer le thé. En plus, des investigations épidémiologiques effectuées par la suite n'ont pas montré non plus qu'il existait une corrélation entre la consommation de thé et certains cancers tels que le cancer du sein, le cancer de l'oesophage et le cancer du tractus intestinal.

En revanche, il résulte d'un grand nombre d'études menées dans différents pays du monde que le thé n'est point carcinogène, au contraire, il est doué d'une propriété anticancéreuse. Le Conseil d'étude sur le cancer de l'Organisation mondiale de la Santé a donné en 1991, sur une base de nombreuses recherches, son évaluation générale sur le thé : «Le thé ne doit pas figurer parmi les substances carcinogènes. Jusqu'à présent, il est encore loin d'être prouvé que la consommation de thé conduit à la cancérisation dans un organisme humain».

Deuxièmement : Le thé est-il doué d'une propriété anticancéreuse ?

De nombreuses recherches faites en Chine et à l'étranger montrent que toutes sortes de thé (les feuilles fraîches de thé, le thé noir, le thé oolong, le thé vert) ont un effet anticancéreux, notamment pour les cancers du poumon, de l'estomac, de la peau, du rectum, du sein, du foie et de l'oesophage. Voici les principaux résultats des recherches en la matière.

En 1984, les chercheurs japonais ont rapporté que l'administration de catéchines de thé aux rats auxquels avait été faite une transplantation de cellules tumorales cutanées avait permis d'amoindrir la tumeur de 25 %. Cela a éveillé un grand intérêt parmi les savants.

En 1985, à l'Institut de recherche sur les tumeurs de la province du Guangxi en Chine, on a exécuté une expérimentation pour mesurer l'intervention de 6 denrées alimentaires (thé vert, thé noir, champignon parfumé, champignon à tête de singe, haricot mungo, amadouvier) dans la prévention du cancer du foie causé par l'aflatoxine. Il en résulte que de ces six denrées alimentaires, le thé vert se montre le plus efficace. Chez les rats nourris avec du thé vert, tant le nombre de tumeurs que le volume tumoral étaient nettement inférieurs que chez ceux du groupe témoin.

En 1986, à l'Académie chinoise de médecine préventive, on a étudié l'effet inhibitif de 17 thés sur la formation de substances carcinogènes. Résultat : toutes sortes de thé jouent un rôle dans le blocage de la formation de N-composé nitrosé, le taux de blocage moyen étant de 65 %. Le thé vert a un taux de blocage nettement supérieur à celui du thé noir, par 82 % contre 43 %. Nombreux sont les thés verts dont le taux de blocage est supérieur à 85 %. Et c'est le thé au Puits de Dragon qui se montre le plus efficace de tous, avec un taux de blocage de 96 %.

En 1987, à l'Institut de recherche sur la tumeur de l'Académie de médecine chinoise, on a sélectionné 108 denrées alimentaires (y compris légumes frais, fruits, thés, boissons diverses, etc...) pour mesurer leur effet inhibitif sur l'action mutagène de multiples substances carcinogènes. Ce test révèle que 67 des 108 échantillons ont un effet inhibitif plus ou moins fort et que c'est le thé vert qui est le plus inhibitif.

Toujours en 1987, les chercheurs japonais ont fait une expérimentation avec un extrait de thé qu'ils avaient préparé eux-mêmes : d'abord, ils ont infusé 50 g de thé vert réduit en poudre dans 500 ml d'eau bouillante pendant 5 minutes ; ensuite; ils en ont enlevé la caféine et le pigment avant de mettre l'infusion dans un lyophilisateur. Le produit ainsi obtenu sera dilué avec du sérum physiologique et sert de nourriture aux souris blanches auxquelles une transplantation de cellules cancéreuses a été faite trois semaines auparavant. Résultat : avec l'administration de cet extrait de thé à dose de 800 mg/kg, le taux d'inhibition sur la croissance tumorale chez les souris est de 59,8 %.

Depuis 1988, les chercheurs américains d'origine chinoise ont rapporté à plusieurs reprises que les composants utiles du thé vert exercent une inhibition remarquable sur la cancérisation de la peau. Le nombre de tumeurs cutanées a nettement diminué chez les souris traitées avec l'extrait de thé : sur 20 souris, le nombre de tumeurs était 4,47 ± 0,39 contre 11,61 ± 0,57 chez les souris du groupe témoin. Onze semaines d'application de substances carcinogènes sur les souris de laboratoire ont provoqué le cancer de la peau chez 65 % d'entre elles, alors qu'une application simultanée de 1,2 mg de catéchine du thé vert par jour a permis de réduire cette proportion à 20 %. D'autre part, l'administration buccale de catéchine à 0,05 % se montre aussi efficace.

En 1988, l'Académie chinoise de médecine préventive a dirigé une étude de grande envergure dans les principales régions productrices de thé de Chine (provinces du Zhejiang, du Anhui, du Fujian, du Jiangxi, du Yunan, du Guangdong et du

Hainan) sur le blocage par le thé de N-nitro-morpholine in vitro. Au total, 145 sortes de thé de différentes régions étaient expérimentées. Le résultat de l'étude montre que le taux de blocage moyen est de 55 à 89 % et que les thés verts sont les plus efficaces, avec un taux de blocage souvent supérieur à 90 %. On a aussi effectué auprès de 25 sujets volontaires une expérience, dont l'objectif était de mesurer l'influence du thé vert et de ses composants utiles sur la nitrosation endogène de l'organisme. Il a été constaté que le thé joue un rôle remarquable dans l'inhibition de N-nitrosation au sein de l'organisme humain. La consommation d'un gramme de thé produit déjà un effet inhibitif alors que 3 grammes de thé consommé suffisent à bloquer entièrement la nitrosation dans l'organisme. Cette expérimentation montre également que le thé consommé après le repas a un effet meilleur que celui consommé avant le repas.

En 1989, à l'Académie chinoise de médecine préventive, on a mené une étude sur le rôle préventif éventuel du thé contre les tumeurs de l'oesophage chez les rats provoquées par la N-méthylbenzyle-nitrosamine. Résultat : l'incidence de lésions précancéreuses et de tumeurs chez les rats traités par la substance cancéreuse était de 95 %, alors que dans le groupe des rats consommateurs de thé, cette proportion n'était que de 5 à 19 %. Parmi les thés expérimentés, c'est le thé vert qui se montrait le plus efficace : l'incidence tumorale n'était que de 5 %.

Toujours en 1989, les chercheurs de l'Institut de recherche en médecine traditionnelle chinoise de la province du Fujian ont étudié l'action inhibitive du thé oolong sur les tumeurs malignes intestinales des rats provoquées par la N-méthyl-N'-nitro-N'-nitrosoguanidine. De cette étude, il résulte que le taux de tumeurs du groupe de consommateurs de thé est de loin inférieur à celui du groupe témoin. Le taux inhibitif de la croissance tumorale atteint 85 %.

En 1990, à l'Institut de recherches tumorales Zhongshan de Nankin, on a effectué une expérience en injectant ou administrant par voie buccale aux souris l'extrait d'un thé vert renommé de la province du Jiangsu à dose de 50 mg/kg de poids dans l'objectif de mesurer l'effet inhibitif de cet extrait théier sur la croissance tumorale. On avait inoculé à ces souris avaient été inoculées d'un inoculum de cancer ascitique, de cancer du foie et de cancer de la peau. Cette expérience montre que le taux d'inhibition sur les trois cancers est respectivement 45 %, 57 % et 55 %. On a d'ailleurs fait une expérience destinée à mesurer le temps de survie des souris atteintes de cancer ascitique et nourries avec l'extrait de thé. Le résultat fût très intéressant : nourries avant l'inoculation tumorale, les souris ont connu une prolongation de vie de 58 % ; nourries après l'inoculation tumorale, elles ont connu une prolongation de 95 %. Si les souris étaient nourries avant et après, leur durée de vie était prolongée de 128 %.

Les résultats obtenus après des investigations épidémiologiques sont tout aussi intéressants et convaincants que ceux provenant des expérimentations effectuées chez les êtres vivants.

Au Japon, le cancer de l'estomac est de toutes sortes de cancer celui qui fait le plus de morts. Selon les documents d'enquêtes publiés entre 1984 et 1988, dans le district Sizuoka, grand producteur de thé et où la consommation de thé est la plus importante du pays, la mortalité du cancer de l'estomac est inférieure de14,6 % à la moyenne nationale. Ce qui amène à supposer que le thé permet de réduire la morbidité du cancer de l'estomac.

En Chine, l'Institut de médecdine de Nankin a mené en 1989 une investigation épidémiologique dans le district Qidong où la morbidité du cancer du foie est très élevée et dans le district Jurong où cette morbidité est relativement basse. Cette enquête révèle une corrélation négative entre la consommation de thé et la mortalité du cancer du foie : à Qidong, la proportion de consommateurs de thé et la mortalité du cancer du foie sont respectivement de 15,4 % et de 0,0487 %, tandis qu'à Jurong, celles-ci sont de 61,5 % et de 0,01496 %.

Une investigation épidémiologique menée par les chercheurs norvégiens révèle également une corrélation négative entre le pourcentage de consommateurs et la mortalité du cancer.

S'il est vrai que les recherches, les expérimentations effectuées in vivo ou in vitro et les enquêtes citées ci-dessus ne sont pas encore suffisantes pour une conclusion affirmative, l'action préventive ou inhibitrice du thé ou de ses extraits sur certains cancers, notamment sur ceux de l'estomac, du poumon, du foie, de l'intestin et de la peau, ne peut pas être niée. Les manifestations de cet effet préventif ou inhibiteur sont la diminution du nombre de tumeurs et du volume tumoral ; la baisse de la morbidité ; la prolongation de durée de vie des animaux atteints de cancer.

La mise en valeur de l'action anticancéreuse du thé doit viser tant la population générale que la population à risque : pour la population générale, le thé est peut-être l'agent prophylactique le plus pratique et au meilleur marché contre le cancer ; pour la population d'objet, c'est-à-dire pour le groupe à haut risque, le thé ne se montre efficace jusqu'à présent que pour certains cancers et non pour tous les cancers. Parmi ceux-là, on trouve surtout les cancers du poumon, de l'estomac, du foie et de la peau. Ce qui nous intéresse beaucoup, c'est que, comme les résultats d'expérimentation le montrent, il ne faut pas une concentration élevée pour que les composés en question aient une activité enticancéreuse. Une tasse de thé (200 ml) contient des catéchines et de la caféine dont la quantité suffit déjà à constituer une dose efficace.

Troisièmement : Quels sont les composants utiles pourcombattre le cancer et la mutation et quel en est le mécanisme ?

De nombreuses analyses et recherches nous amènent à considérer que ce qui constitue les principes actifs anticancéreux dans le thé, ce sont des catéchines, des oligo-éléments (par ex: sélénium) et des vitamines (notamment vitamines C et E).

Voici le mécanisme anticancéreux du thé :

♦ Antioxydation et élimination de radicaux libres ;

♦ Inhibition sur la formation de substances carcinogènes. Par exemple, la nitroszamine composée de nitrite et d'amines secondaires est un agent carcinogène pour le cancer gastrique. Mais elle ne se forme que sous condition acide de l'estomac. La nitrite et l'amine secondaire qui la composent ne sont pas des substances carcinogènes toutes seules. Or, les composants utiles du thé permettent de bloquer leur synthèse ;

♦ Inhibition sur la cancérisation des substances carcinogènes ;

♦ Inhibition sur la prolifération de cellules cancéreuses ;

♦ Augmentation de la fonction immunitaire. Il est prouvé dans les expériences que certains enzymes interviennent dans la promotion de la cancérisation et que les composants utiles du thé permettent d'inhiber l'activité de ces enzymes nuisibles. Il existe dans l'organisme humain des enzymes bénéfiques qui favorisent l'augmentation de la fonction immunitaire telle que la glutathion-S-transférase et le thé permet de promouvoir leur activité ;

♦ Inhibition sur la combinaison covalente de carcinogènes et d'acide désoxyribonucléique (ADN) de l'organisme humain. Ce n'est qu'après cette combinaison que la prolifération de cellules cancéreuses devient possible ;

♦ Inhibition sur la transformation des cellules saines en cellules cancéreuses. Comme nous l'avons dit plus haut, une cellule saine ne se transforme en cellule cancéreuse que sous l'action de divers facteurs carcinogènes d'abord et ensuite sous l'action de facteurs internes ou externes. Or le thé exerce une inhibition sur ce processus de transformation.

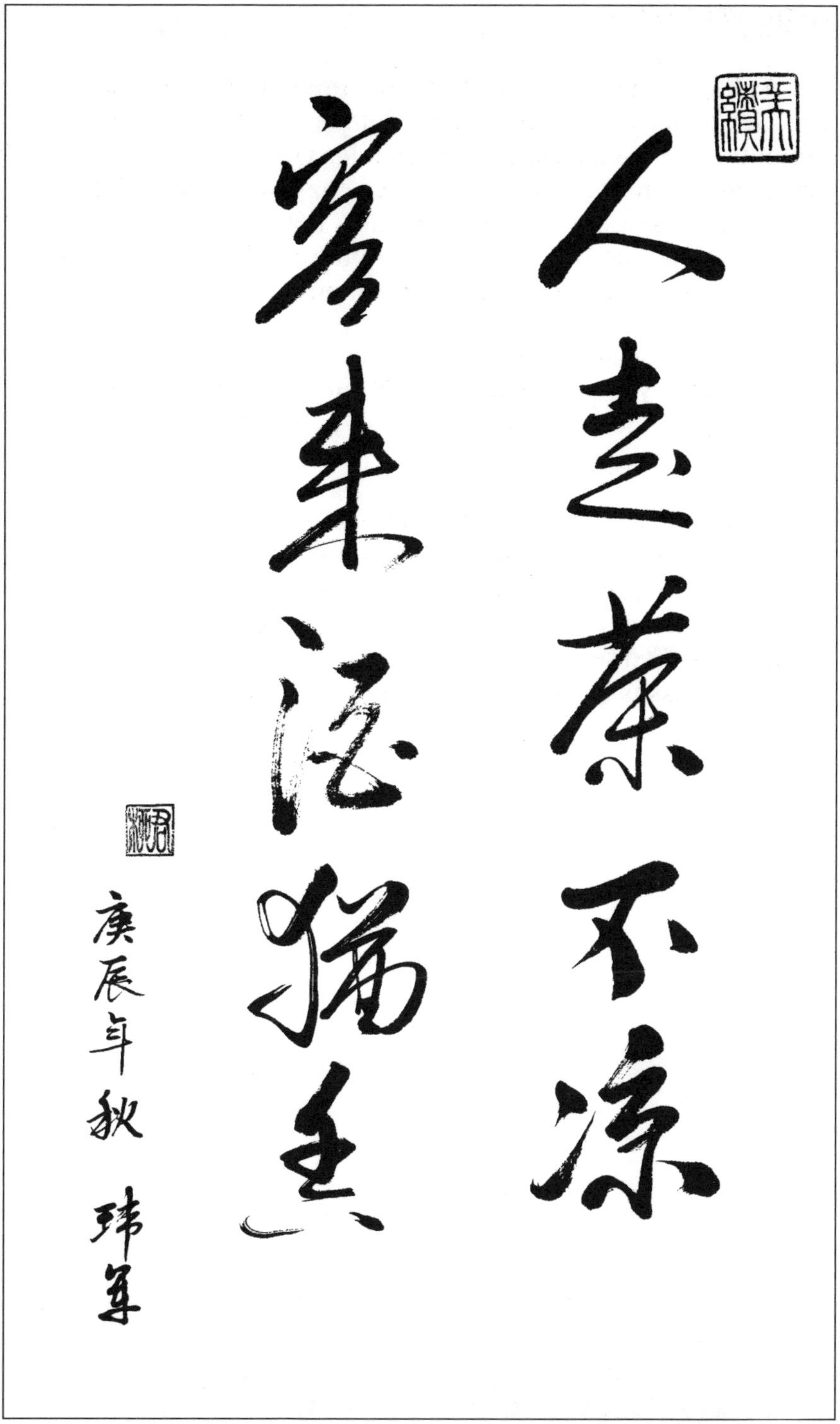

Même après leur départ, le thé partagé avec les amis
retient la chaleur de leur présence.
Au milieu d'amis, le goût du vin est délectable

IV. CONNAISSANCE DU THÉ

4.1. Savoir le choisir et le conserver

4.1.1. Comment choisir le thé ?

Avant d'acheter du thé, l'attention doit être portée sur sa sécheresse et sa fraîcheur.

Un thé bien conservé doit être sec, ne contenant que 6 à 7 % d'eau. Pour en déterminer la sécheresse, il suffit de triturer les feuilles de thé avec deux doigts. Si elles peuvent se réduire en poudres, cela veut dire qu'elles sont bien sèches et correspondant aux normes. Dans le cas contraire, si elles ne peuvent se réduire en miettes, cela veut dire qu'elles ont déjà absorbé de l'eau, dont la proportion est supérieure à 9 %, et ne correspondent pas aux normes de sécheresse. Il est déconseillé d'acheter ces feuilles de thé, car elles sont sujettes à la détérioration.

La fraîcheur du thé est tout aussi importante que sa sécheresse. Un proverbe chinois dit : «Un vin préféré, c'est un vin vieux ; mais un thé préféré, c'est un thé neuf». Le thé est d'autant plus prisé qu'il est frais, car il donne un goût agréable et une odeur aromatique. Il n'est pas difficile de distinguer un thé frais d'un thé vieux : le thé frais a en général une couleur brillante alors que le thé vieux est souvent terne.

4.1.2. Les caractéristiques essentielles pour déterminer la qualité d'un thé

La qualité d'un thé dépend surtout de l'âge des feuilles. D'une façon générale, plus les feuilles sont jeunes, plus la qualité est bonne. Pour le produit fini, les thés fins et bien réguliers sont souvent de première qualité alors que les thés gros et grossiers sont médiocres. La qualité est non seulement une question de goût et d'odeur, elle met également en cause la nutrition, car un bon thé a une teneur plus élevée en substances nutritives qu'un thé moins bon.

4.1.3. Les particularités des thés printanier, estival et automnal

On appelle le thé printanier celui produit entre mars et mai, le thé estival celui produit en juin et juillet et le thé automnal celui produit entre août et novembre.

En général, le thé récolté au printemps présente une qualité supérieure. Car avec l'accumulation nutritive de tout un hiver et d'un printemps, les feuilles de thé sont les plus riches en éléments nutritifs. En plus, une température relativement basse de la saison favorise la synthèse et l'accumulation de composés azotés dans le thé et la teneur en acide aminé libre est élevée, ce qui contribue à la formation d'un bon goût et d'une bonne odeur du thé. Enfin, toujours à cause du climat qui est frais au printemps, les maladies des plantes sont peu fréquentes et un arrosage d'insecticide ne paraît pas nécessaire. Pour les trois raisons mentionnées ci-dessus, le thé printanier est le plus prisé, notamment pour le thé vert.

La chaleur estivale est favorable à la synthèse et à l'accumulation de polyphénols dans le thé, d'où le goût amer et âcre du thé estival. Mais la teneur élevée en polyphénols est quelquefois profitable, notamment pour le thé noir, car c'est l'une des caractéristiques de cette catégorie de thé.

En automne, il fait souvent un temps frais et dégagé dans la plupart des régions productrices de thé de la Chine. Cela est favorable à la synthèse et à l'accumulation des éléments aromatiques dans le thé. Voilà pourquoi le thé automnal est souvent parfumé et de bonne qualité.

4.1.4. Les causes de la détérioration du thé

Le thé fini, fait de feuilles ou de bourgeons théiers, est une substance raréfactive et poreuse. Il est sujet à se détériorer à cause d'une mauvaise conservation, en perdant de son goût, de son odeur, de sa fraîcheur et de sa nutrition.

Les causes de la détérioration du thé sont à la fois internes et externes. Comme substance raréfactive et poreuse, le thé est susceptible d'absorber de l'eau et de l'oxygène. Il arrive que nombre d'éléments contenus dans le thé sont oxydés et désintégrés, surtout quand il fait chaud et humide, ce qui conduit à la détérioration de thé. Certains thés, s'ils sont longtemps exposés aux rayons, verront se décomposer quelques-uns de leurs éléments. Par exemple, une fois la chlorophylle du thé vert décomposée sous les rayons, il perdra de sa couleur. Cela peut d'ailleurs être accompagné de la production de substances à odeur désagréable.

En un mot, pour empêcher la détérioration du thé, l'important, c'est de le préserver de l'humidité. Le cas échéant, on le conserve à température basse, à l'abri de la lumière et de l'oxygène.

4.1.5. Comment conserver le thé ?

Le thé est sujet à absorber des odeurs étrangères, non seulement parce qu'il est une substance raréfactive et poreuse, mais aussi parce qu'il contient des composés à structure moléculaire non saturée, parmi lesquels les acides gras non saturés et les terpènes, qui absorbent des odeurs étrangères. Donc, pour éviter que le thé prenne des odeurs étrangères, il est absolument interdit de le mettre avec des objets à odeurs fortes tels que le savon, l'eau de toilette, les cigarettes, etc... De plus, l'emballage et le récipient de thé ne doivent pas être faits de matières à odeurs étrangères.

D'autre part, comme nous l'avons mentionné, un thé humidifié ou exposé aux rayons est sujet à se détériorer. Il faut donc conserver le thé au sec, dans une boîte bien fermée, à l'abri de la lumière et de la chaleur.

4.2. Savoir infuser le thé

4.2.1. Autant de thés, autant de modes d'infusion

En principe, chaque thé a sa méthode d'infusion, qu'on doit respecter si on veut avoir un bon thé.

Pour un thé vert de première qualité :

Verser de l'eau bouillante dans une tasse et ne la remplissez qu'à moitié. Attendre environ 2 minutes pour que la température de l'eau baisse un peu. Mettre du thé dans l'eau et 30 secondes à une minute après, ajouter encore de l'eau chaude. On peut le consommer au bout de 2 à 3 minutes.

Pour l'infusion de ce thé, on n'a pas à recouvrir la tasse sous peine de faire jaunir les feuilles.

Pour un thé noir, vert ou un thé au jasmin ordinaires :

Metter d'abord du thé dans une tasse. Verser de l'eau bouillante (un quart environ). Attendre 30 secondes à une minutes pour ajouter encore de l'eau chaude. On peut consommer au bout de 2 minutes.

Pour un thé noir en sachet :

Mettre un sachet de thé dans une tasse et la remplir d'eau bouillante une fois pour toutes. Consommer 2 minutes après.

Pour un thé oolong :

L'infusion de thé oolong est un peu particulière. On la fait en général avec une petite théière et non avec une tasse comme c'est le cas pour un thé vert ou un thé noir. D'abord, chauffer la théière avec de l'eau bouillante. Ensuite, mettez du thé (deux à trois fois plus que d'autres thés). Puis verser de l'eau bouillante dans la théière. Cette première infusion n'est pas à consommer, mais sert à «laver le thé», car on la jette tout de suite et on y réajoute de l'eau bouillante. On peut consommer une à deux minutes après, avec des tasses minimes. Le thé oolong, utilisé en assez grande quantité, sert normalement à plusieurs infusions.

Pour le thé Pu'er et le thé Tuo (pressé en forme de bol) :

L'infusion doit être prolongée avec une eau très chaude pour avoir un thé velouté, au goût pénétrant.

Pour le thé pressé (en brique par exemple) :

Il vaut mieux le faire cuire dans l'eau bouillante et le consommer avec du sel, du beurre ou du lait.

4.2.2. Savoir choisir le service à thé

De l'antiquité à nos jours, pour infuser le thé, on a inventé les bols à thé, les tasses à thé et les théières, qui peuvent être faits de matières différentes : porcelaine, terre cuite, verre, métal, bambou, bois, laque etc...

On choisit le service en fonction du thé à consommer :

Pour un thé de haute qualité :

On a intérêt à se servir d'un verre ou une tasse en porcelaine toute blanche, en fusionnant en un tout l'infusion, la dégustation et la contemplation.

Pour un thé vert ordinaire :

On se sert d'une tasse en porcelaine ou d'une théière.

Pour un thé au jasmin :

On a l'habitude d'utiliser un bol à couvercle.

Pour un thé noir :

On se sert ou bien d'un grand verre pour en admirer la couleur, ou bien d'une théière à l'infusion et des tasses à café à la consommation. On peut y ajouter, à son gré, du sucre et du lait.

Pour un thé oolong :

Il est conseillé de se servir d'une théière en terre cuite pour l'infusion et des petites tasses pour la dégustation.

Il y a aussi des gens qui prennent des services à thé en métal, en émail, en plastique ou des tasses thermos. Mais, à notre avis, l'utilisation de ces services est déconseillée tant du point de vue de la santé que sous l'angle de dégustation.

4.2.3. Savoir se servir de l'eau destinée à l'infusion

La qualité de l'eau joue un rôle important pour celle du thé et doit donc être prise en grande considération. Dans «Rêves dans le pavillon rouge», un des romans classiques les plus célèbres, il fut noté à plusieurs reprises que le thé devait être infusé avec de l'eau de neige. A Hangzhou, région productrice du fameux thé Puits au Dragon, on est unanime à considérer que l'eau de source de Course de Tigre est la meilleure pour l'infusion de ce thé.

On distingue, parmi les eaux potables, l'eau douce de l'eau dure. La norme qui permet de différencer les deux est la teneur d'un kg d'eau en calcium et magnésium inférieure ou supérieure à 8 mg. Dans le premier cas, ce sera de l'eau douce ; dans le second, ce sera de l'eau dure. L'eau de neige ou de pluie est généralement de l'eau douce. Et il est prouvé que l'eau douce est meilleure que l'eau dure pour l'infusion de thé. Or l'eau qu'on consomme quotidiennement, y compris les eaux de rivière, de lac, de source, de puits ou l'eau courante du robinet, est plutôt de l'eau dure.

Heureusement, le calcium et le magnésium qui existent dans la plupart d'eaux dures, le sont sous forme d'hydro-génocarbonate de calcium et d'hydrogéno-carbonate de magnésium qui, quand l'eau bout, se décomposent et se déposent, de sorte que l'eau s'adoucit. Ces eaux dures sont appelées «eaux dures temporaires». Voilà pourquoi on ne prend que de l'eau bouillie pour infuser le thé. Cependant, il ne faut jamais faire bouillir l'eau trop longtemps, ce qui affecterait la qualité du thé.

4.2.4. Combien de fois peut-on infuser un thé ?

Dans notre vie quotidienne, on s'aperçoit souvent qu'un thé de première qualité, fait surtout de bourgeons, deviendra tout fade après une deuxième infusion, alors qu'un thé ordinaire pourra s'infuser 3 à 4 fois. C'est que le taux d'extraction en infusion est plus élevé avec un thé supérieur qu'avec un thé inférieur, car plus une feuille de thé est petite et jeune, plus vite est extrait son suc.

De façon générale, que ce soit du thé vert, noir ou du thé au jasmin, les substances hydrosolubles sont extraites à plus de 50 % à la première infusion, 30 % à la deuxième infusion et 10 % à la troisième. Certaines substances nutritives sont extraites encore plus rapidement. Par exemple, la vitamine C et les acides aminés sont extraits à 80 % rien qu'à la première infusion. Les polyphénols et la caféine sont extraits aussi en grande partie à la première infusion.

Conclusion : on peut faire 3 infusions d'un thé. Le thé oolong est un cas particulier : on peut en faire plus de 3 infusions pour les raisons que nous avons présentées en haut. Quant au thé noir en poudre, on n'en fait qu'une infusion habituellement.

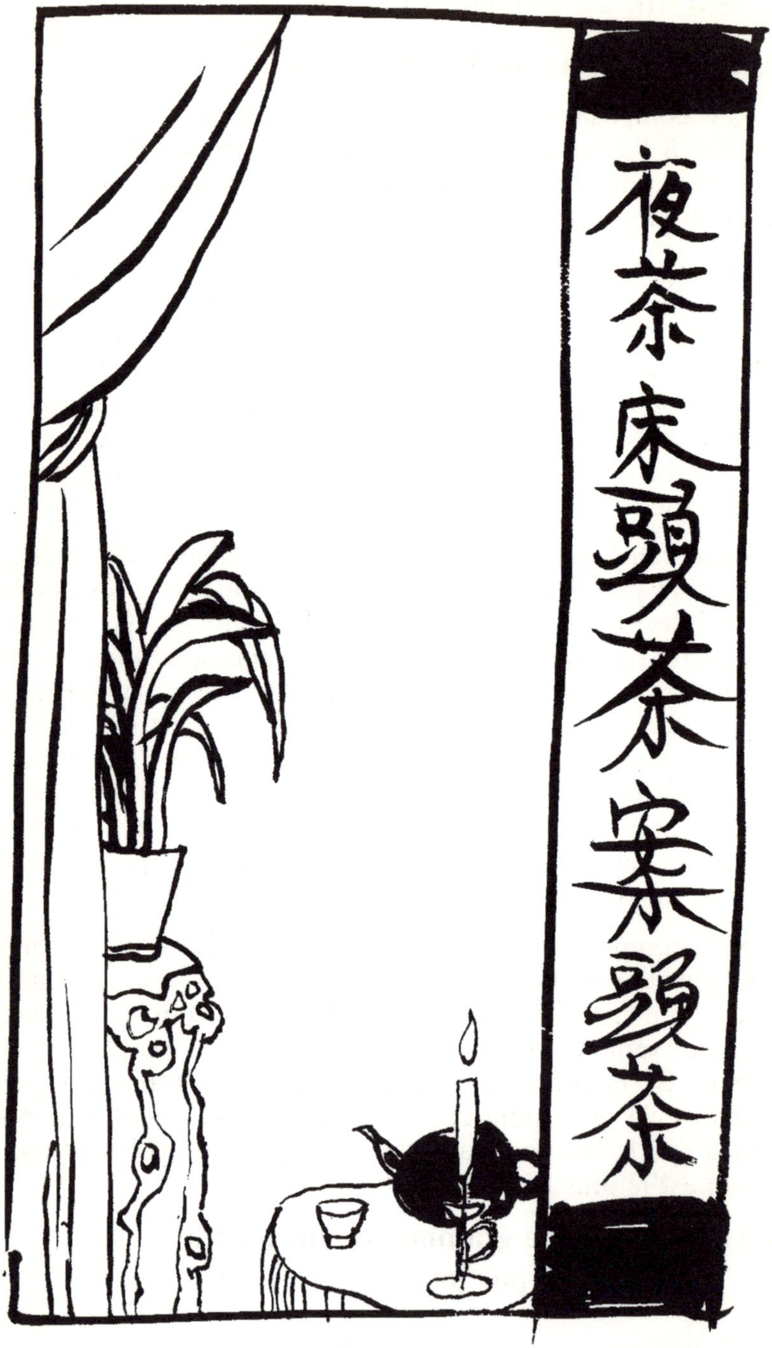

Chaque moment de la journée donne au Chinois l'occasion de déguster une tasse de thé

4.3. Savoir consommer le thé

4.3.1. Les différents thés et la santé

Les composants nutritifs et thérapeutiques sont variables d'un thé à l'autre et chaque thé a ses particularités et répond aux besoins des uns ou des autres. On doit tenir compte de sa condition physique dans le choix du thé.

En principe, un homme d'une santé fragile a avantage à prendre du thé noir et à y ajouter un peu de sucre, ce qui lui redonnerait de l'énergie et de la nutrition, tandis qu'un jeune homme en plein développement doit plutôt prendre du thé vert. Quant aux femmes, avant ou après l'écoulement menstruel ou en climatère, étant souvent de mauvaise humeur, elles ont intérêt à boire du thé au jasmin, qui permet de régulariser la circulation de l'énergie.

Pour ceux qui sont obèses et ont l'intention de maigrir, mieux vaut prendre du thé oolong, alors que les gros consommateurs de viande ont avantage de prendre du thé pressé en brique qui favorise la digestion de l'alimentation lipidique. Il est conseillé à ceux qui sont en contact fréquent avec des substances toxiques de consommer du thé vert. Les intellectuels, les militaires, les conducteurs, les sportifs, les chanteurs, les présentateurs de radio et de télévision et les acteurs, quant à eux, ont intérêt à prendre du thé vert de qualité qui permet de garder l'esprit vif, de rester en forme, d'augmenter la capacité de pensée et de jugement, de renforcer la mémoire, etc...

Si la comparaison ne porte que sur la teneur d'un thé en éléments nutritifs et thérapeutiques, le résultat est que celle du thé vert est bien supérieure à celle d'autres thés. Pour n'en citer que quelques exemples, le thé vert renferme beaucoup plus de vitamines C, B1 et B2, plus d'éléments minéraux utiles tels que le phosphore, le potassium et notamment le zinc, et plus de polyphénols que le thé noir ou le thé oolong. De ce point de vue, le thé vert est le plus bénéfique à la santé.

4.3.2. Combien de grammes de thé faut-il consommer par jour ?

La quantité de thé consommé dépend de l'habitude de consommation, de l'âge, de la condition physique, de l'environnement et des coutumes et moeurs. En général, un homme adulte qui jouit d'une bonne santé et est habitué au thé peut en prendre 12 g par jour, en 3 à 4 infusions. Pour ceux qui exercent un travail manuel dur et qui, par conséquent, mangent beaucoup car ils dépensent beaucoup d'énergie, en particulier ceux qui travaillent sous des conditions de haute température ou en contact avec des substances toxiques, la quantité consommée peut s'élever à 20 g par jour sans pour autant être considérée comme excessive. Il en est de même pour les gros consommateurs d'aliments gras, les grands buveurs et les grands fumeurs. Par contre, pour les femmes enceintes et les enfants, la consommation quotidienne doit être inférieure à 12 g.

4.3.3. Les saisons, les moments de la journée et la consommation de thé

Il est préférable de prendre du thé en fonction de la saison. On considère en général que le thé noir et le thé vert sont respectivement du type réchauffant et du type rafraîchissant. Renfermant plus de polyphénols que le thé noir, le thé vert a un goût un peu plus amer que le premier. Selon la médecine traditionnelle chinoise, les aliments au goût amer sont rafraîchissants. Ainsi, selon la fonction de chacun, certains conseillent de prendre :

- au printemps et en automne, du thé au jasmin qui est de nature douce et aromatique ;

- en été, du thé vert qui rafraîchit (on peut y ajouter quelques chrysanthèmes ou chèvrefeuilles séchés, du jus de citron ou de menthe) ;

- en hiver, du thé noir qui réchauffe (on peut y ajouter du sucre ou du lait).

Il est aussi conseillé de prendre un thé différent à un moment déterminé de la journée :

Tôt le matin, un thé vert de qualité, pas très fort, pour réveiller.

Le matin, une tasse de thé au jasmin bien aromatique, qui permet d'augmenter l'efficacité de travail.

L'après-midi, une bonne tasse de thé noir, qui revigore.

L'après-midi, pendant la pause, un thé noir au lait ou une tasse de thé vert.

Le soir, avec la famille ou des amis, déguster un thé oolong en bavardant, qui ce crée une ambiance agréable.

4.3.4. Thé fort : avantages ou désavantages ?

La quantité de thé utilisé habituellement pour une tasse est de 3 à 4 g. Une fois cette quantité dépassée, on aura un «thé fort». Un thé trop fort présente des inconvénients dans les cas suivants :

- le soir, un thé trop fort provoque l'insomnie, due à un excès de caféine excitant le système nerveux ;

- les tachycardiques, les neurasthéniques, les fragiles ou ceux qui sont atteints d'ulcère gastrique ne doivent pas prendre de thé fort sous peine de voir s'aggraver leur cas ;

- il est aussi à éviter de prendre un thé fort à jeun, car cela peut occasionner un malaise gastrique et même une palpitation ou des nausées. C'est ce qu'on appelle «ivresse théière». Quand cele se produit, prendre un bonbon et de l'eau pour l'atténuer.

Au contraire, la consommation du thé fort paraît profitable pour :

- les grands buveurs ;

- les grands fumeurs ;

- les gros consommateurs de viande ou de graisse ;

- les dysuriques ;

- ceux qui ont mal à la gorge ;

- les brachycardiques ;

- les malades coronaires qui souffrent de blocage de conduction sino-auriculaire.

4.3.5. Les femmes enceintes et les enfants peuvent-ils prendre du thé ?

Il est conseillé aux femmes enceintes et aux enfants de prendre du thé, mais non du thé fort. La consommation d'un thé habituel permet d'apporter en supplément des substances nutritives comme les vitamines ou des éléments minéraux tels que le potassium ou le zinc, alors qu'un thé fort avec un excès de caféine provoquerait chez des femmes enceintes ou des enfants la tachycardie et exercerait une irritation trop forte sur le foetus.

Les enfants ont intérêt à prendre du thé en quantité et concentration convenables, ce qui permet d'une part d'augmenter le péristaltisme gastrique et intestinal, aidant ainsi à la digestion et d'autre part, de rafraîchir la chaleur interne et faire évacuer les selles, évitant ainsi la fissure anale causée par la sécheresse de matières fécales. Enfin, la consommation de thé permet aux enfants de se protéger contre les caries dentaires.

4.4. Comment traiter les maladies par le thé ? (quelques exemples)

4.4.1. Comment traiter la dysenterie par le thé ?

Comme les polyphénols contenus dans le thé sont doués d'une propriété inhibitrice sur un grand nombre de bactéries, on peut traiter la dysenterie par le thé.

Méthode :

Triturer d'abord du thé vert en poudre. En prendre 3 g chaque fois et trois fois par jour. Après l'administration de thé en poudre, boire encore du thé en infusion.

4.4.2. Comment traiter le diabète par le thé ?

Le diabète est une maladie caractérisée par une hyperglycémie, accompagnée d'une sensation de soif intense et d'une fatigue. Comme la consommation de thé - en particulier de thé vert - permet de réduire la glycémie, de désaltérer et de revigorer, elle joue un rôle dans le traitement du diabète. Il est dans l'intérêt des diabétiques de prendre plus de thé que d'habitude pour que des éléments utiles restent constamment dans le corps en quantité suffisante.

4.4.3. Comment traiter la neurasthénie par le thé ?

La neurasthénie est caractérisée par l'insomnie pendant la nuit et une grande fatigue pendant la journée. Les neurasthéniques vivent souvent dans la peur du thé, considérant que celui-ci, excitant le système nerveux et empêchant de s'endormir, ne peut qu'aggraver leur cas.

Cependant, du point de vue de la médecine traditionnelle chinoise, pour bien dormir la nuit, il vaut mieux être plein d'allant dans la journée. Et le thé, qui excite et revigore, est loin d'être inutile pour le traitement de la neurasthénie. Il est donc conseillé aux neurasthéniques de prendre du thé le matin et l'après-midi, mais non le soir. Cela est profitable à l'amélioration de leur état.

4.4.4. Comment traiter la cardiopathie et l'hypertension par le thé ?

Il faut distinguer parmi les cardiaques les tachycardiques et les brachycardiques. Aux premiers ainsi qu'à ceux qui ont une hypofonction cardiaque ou rénale, il est déconseillé de prendre du thé fort et en grande quantité tandis qu'aux derniers ainsi qu'aux hypertendus, la consommation de thé, notamment de thé vert de haute qualité, présente beaucoup d'avantages, car elle permet de promouvoir la circulation sanguine, de réduire la teneur du sang en cholestérol, d'augmenter l'élasticité capillaire et l'antocoagulation du sang.

4.4.5. Comment traiter la gastropathie par le thé ?

Les affections de l'estomac sont très variées. Les plus courantes en sont la gastrite superficielle, la gastrite atrophique, l'ulcère gastrique, l'hémorragie gastrique, etc... De façon générale, l'administration de médicaments ne doit pas se faire avec du thé. Mais une consommation de thé 2 heures après l'administration de médicaments fait du bien aux gastriques en favorisant la fonction anti-inflammation et la protection de la muqueuse gastrique. Le thé intervient aussi dans le traitement de l'ulcère et le blocage de synthèse des composés nitrosés dans le corps humain, prévenant ainsi le cancer. Les gastriques ont avantage à prendre du thé noir sucré ou du thé au lait.

4.4.6. Quels thés permettent de maigrir davantage ?

Pour maigrir, les thés les plus efficaces sont le thé oolong, le thé Pu'er, le thé Tuo et le thé pressé en brique. Utilisés avec Semen Cassiae et Fructus Crataegi, ils se montrent encore plus doués.

BIBLIOGRAPHIE

CHEN Zongmao, *Classique du thé chinois,* Édition de la Culture de Shanghaï, 1992.

CHEN Zugui et al., *Extraits des documents historiques sur le thé en Chine,* Édition de l'Agriculture, 1981.

CHENG Li et al., *Traitement de cent maladies par le thé et le vin,* Édition des Sciences et techniques de Shanghaï, 1991.

CHENG Qikun, *Consommation du thé, une science,* Édition des Sciences et techniques de Shanghaï, 1987.

JIN Guoliang et al., *Recettes au thé pour se soigner et traiter des maladies,* Édition des Sciences et techniques de Shanghaï, 1990.

LIU Qiang, *Fonctions sanitaires du thé et ses recettes,* Édition Jindun, 1990.

LU Yu, *Classique du thé,* vers l'année 758.

MAO Xiao, *Thés médicamenteux chinois,* Édition des Sciences et techniques de Shanghaï, 1991.

SHENG Guorong, *La consommation de thé et la santé,* Édition des Livres mondiaux, 1993.

WANG Lin, *Le thé en tant que phénomène culturel en Chine,* Librairie de Chine, 1992.

WU Juenong, *Commentaires sur le Classique du thé,* Édition de l'Agriculture, 1987.

YAO Guokun et al., *Le thé à travers la littérature chinoise,* Édition de l'Agriculture, 1991.

ZHU Jifa, *Le thé et les hommes célèbres,* Édition des Lettres et des arts de Shanghaï, 1992.

ZHUANG Wanfang, *Quelques observations sur l'histoire du thé en Chine,* Édition de la Science, 1989.

SOMMAIRE

Achevé d'imprimer en décembre 2002
sur les presses de la Nouvelle Imprimerie Laballery - 58500 Clamecy
pour le compte des Éditions Quimétao
Dépôt légal : décembre 2002 Numéro d'impression : 211100
Imprimé en France

Déjà parus aux Éditions Quimétao

Livres

Quintessence du Qi Gong (2e édition)	*Dr JIAN Liujun*
Les huit pièces de brocart	*Dr JIAN Liujun*
Trente-six stratagèmes chinois (2e édition)	*SHI Bo*
Le thé - Joyau de l'empire du milieu	*WEI Chen*
Traitement du Sida par la médecine et la pharmacopée traditionnelles chinoises	*LU Weibo*
Les plus beaux poèmes lyriques de la dynastie des Tang	*SHI Bo*
Tai Ji Quan style CHEN	*WANG Xian*
Da Cheng Quan	*HE Zhenwei*
Essentiel du Tai Ji Quan style CHEN	*ZHANG Dongwu* *Dr JIAN Liujun*
Tai Ji Quan style WU	*Vincent BÉJA*
Tolérance	*LIN Xi*

Cassettes Vidéo

Les Mille Mains Sacrées	*Dr JIAN Liujun*
Art Taoïste de Longévité	*Dr JIAN Liujun*
Les Huit Pièces de Brocart	*Dr JIAN Liujun*
Qi Gong contre les douleurs	*Dr JIAN Liujun*
Purification de la moelle (I)	*Dr JIAN Liujun*
Purification de la moelle (II)	*Dr JIAN Liujun*
L'Oie sauvage (I)	*Dr JIAN Liujun*
Yi Jin Jing	*Dr JIAN Liujun*
Six sons thérapeutiques	*Dr JIAN Liujun*
Tai Ji Qi Gong	*Dr JIAN Liujun*
Techniques internes du Tai Ji CHEN	*Me CHEN Zhenglei*
Sabre du Tai Ji style CHEN	*Me CHEN Zhenglei*
Tai Ji Quan CHEN	*Me ZHANG Dongwu*
Épée de Tai Ji style CHEN	*Me ZHANG Dongwu*
Qi Gong/Tai Ji	*Me TONG Juoshiang*